U0256496

健康有约

写给老师的

身心呵护指南

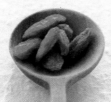

著者

〔日〕药日本堂

译著

刘 华

主审

周永利 宋爱莉

修订

橘井堂

青岛出版集团 | 青岛出版社

图书在版编目（CIP）数据

健康有约：写给老师的身心呵护指南 / （日）药日
本堂著；刘华译著. — 青岛：青岛出版社，2022.6
ISBN 978-7-5736-0223-7

Ⅰ.①健… Ⅱ.①药… ②刘… Ⅲ.①保健－基本知
识 Ⅳ.①R161

中国版本图书馆CIP数据核字(2022)第074849号

Originally published in Japan by Shufunotomo Co., Ltd.

Translation rights arranged with Shufunotomo Co., Ltd.

Through CREEK & RIVER Co., Ltd. and CREEK & RIVER SHANGHAI Co., Ltd.

山东省版权局著作权合同登记号 图字：15-2021-334号

JIANKANG YOUYUE: XIE GEI LAOSHI DE SHENXIN HEHU ZHINAN

书　　名	健康有约：写给老师的身心呵护指南	
著　　者	〔日〕药日本堂	
译　　著	刘　华	
主　　审	周永利　宋爱莉	
修　　订	橘井堂	
出版发行	青岛出版社（青岛市崂山区海尔路 182 号，266061）	
本社网址	http://www.qdpub.com	
邮购电话	0532–68068091	
责任编辑	傅　刚　刘　媛	
封面设计	光合时代	
内文排版	W戊戊同文	
印　　刷	青岛新华印刷有限公司	
出版日期	2022 年 6 月第 1 版　2022 年 6 月第 1 次印刷	
开　　本	16 开（710mm×1000mm）	
印　　张	8	
字　　数	120 千	
书　　号	ISBN 978-7-5736-0223-7	
定　　价	48.00 元	

编校印装质量、盗版监督服务电话 4006532017　0532-68068050

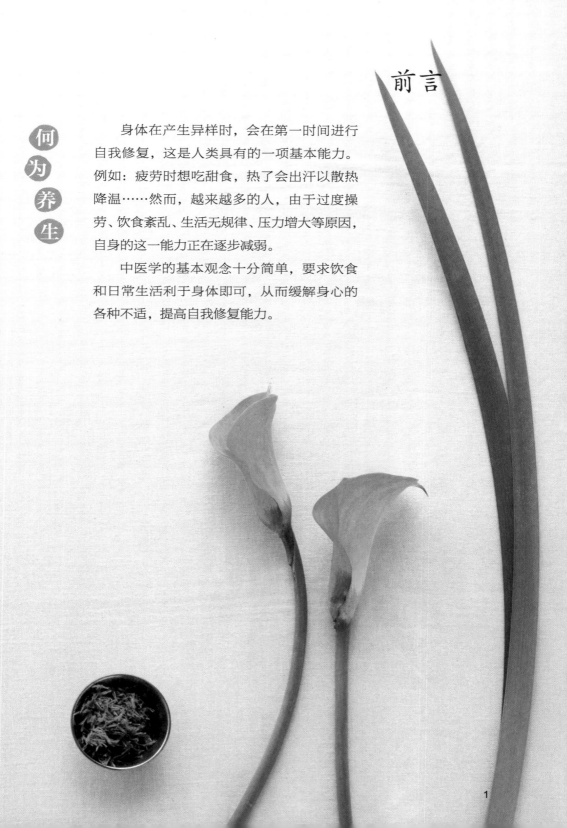

何
为
养
生

　　身体在产生异样时，会在第一时间进行
自我修复，这是人类具有的一项基本能力。
例如：疲劳时想吃甜食，热了会出汗以散热
降温……然而，越来越多的人，由于过度操
劳、饮食紊乱、生活无规律、压力增大等原因，
自身的这一能力正在逐步减弱。

　　中医学的基本观念十分简单，要求饮食
和日常生活利于身体即可，从而缓解身心的
各种不适，提高自我修复能力。

保持健康身心，重要的是"气、血、水"的平衡

中医学与现代医学的区别之一，就是对"气、血、水"的认识。

"气"指构成生命之本的能量，"血"指为身体提供营养的物质，"水"指润泽全身的津液。

三者互相影响。中医认为，其中一方流通不畅或不足，就会使人体健康失去平衡，出现各种不适。

"气"不足时，可以充分休息，饮食上注意补充能量；"血"循环瘀滞，可利用一些暖身通脉的食材；"水"循环不畅，可以通过适度运动促进新陈代谢，并食用有利尿作用的食材。这些根据不同情况而采取的相应对策，中医称之为"养生"。

了解自己的身体，通过养生解决身体不适，是中医的根本。建议大家活用中医，保持健康的身心，不要忽视轻微不适，以免进一步发展成疾患。

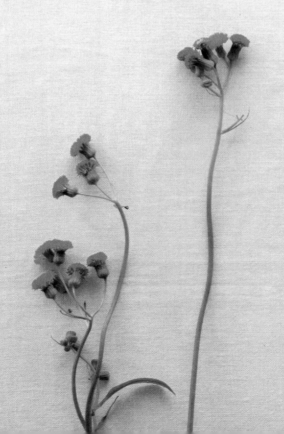

中医认为，人们应该顺应自然，与自然和谐相处，这对于保持健康是十分重要的。

如今，一年四季都能吃到各种新鲜的食材，室温也可调节，使得人们的季节感越来越弱。其实，春夏秋冬各有不同，最好的做法就是顺应时节，享受每个季节的不同乐趣。

轻松舒畅的春季

春天，大地回暖，万物复苏，应当抓住这一换季时机，充分舒展我们刚刚从寒冬中苏醒过来的身心。

温暖的阳光，嫩绿的枝芽，新鲜的蔬菜，一切都充满着春天独有的勃勃生机。我们要做的就是放松心情，舒展身体，汲取鲜活的能量。早上可以进行深呼吸、肌肉拉伸、散步等活动，为一天的轻松生活做好准备。

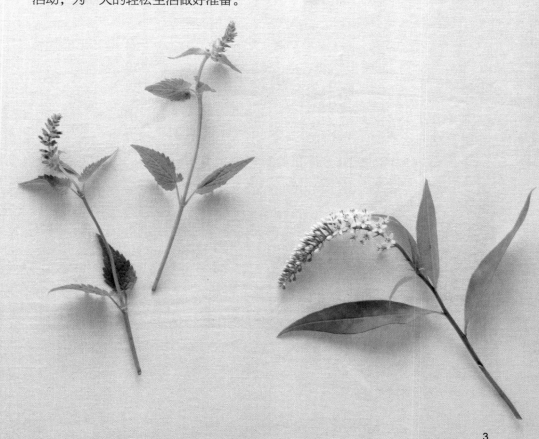

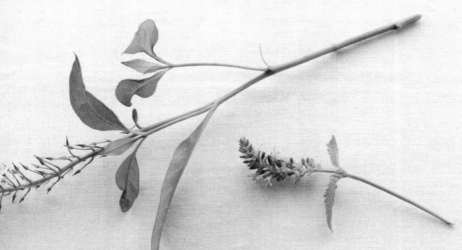

活泼动感的夏季

夏天，烈日当空，万物充盈着活力。千万不要因为夏天太热而不想活动，四季中唯有夏天可以肆无忌惮地挥洒汗水。这个季节最适合动起来，尽情释放能量。

当然，能量释放后需要及时补充，尤其注意补充水分。对于体内没能发散的体热或多余的水分，可以借助黄瓜、西红柿、西瓜等时令蔬菜水果排出。因此，夏天还是一个能享受多种时令食材的季节。

悠闲惬意的秋季

秋天，是收获的季节，充盈的能量渐趋收敛，秋高气爽的天气让人心旷神怡，时令食材也颇为丰富，适于充实身心。这个季节应避免剧烈活动，消除夏季遗留的疲劳，为冬季做准备。

另外，夏季留下的疲劳会反映在肌肤及肠胃功能上，要注意防止皮肤干燥和过度饮食。同时，秋季黑夜逐渐变长，要注意保持充足的睡眠。

安静闭藏的冬季

冬天，光照减弱，天寒地冻，万物处于闭藏状态，如冬眠的生物。人虽然不能冬眠，但可以顺应自然，在冬季储存宝贵的能量，等待着春天的到来。

冬季的睡眠时间应比秋季更长，同时注意保暖。饮食上以温热食物为主，由内而外地温暖我们的身体。

目录

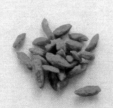

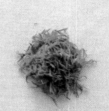

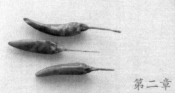

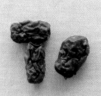

第五章
饮食养生

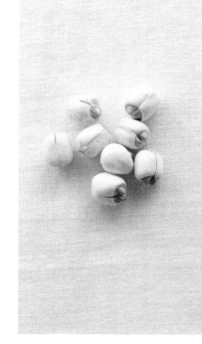

自制养生茶

应季药酒

附录

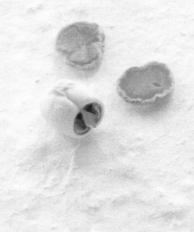

注：本书所列中医处方仅为举例应用，供参考，使用时请务必咨询专业人士。

第一章

中医基础知识

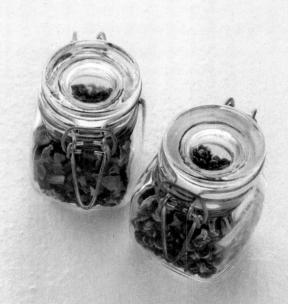

✿ 中医善治未病

您听说过"未病"吗？

未病是指症状处于萌芽阶段、还不足以称之为"病"的状态。这一阶段，身体会发出一些信号，例如"感觉乏力""易疲劳""手脚发凉""没有食欲"等。

当出现这些信号时，很多人都认为这点小问题不至于去医院，而且多数情况下，即使去医院检查，往往也发现不了什么异常指标。

中医的特点就是擅长预防和改善这种"未病"，可以有效帮助被某些身体不适所困扰的人。

✿ 中医不等于中药

说到中医，首先浮现在您脑海的大概就是中药吧？中药多给人味道苦、煎熬麻烦等负面印象。

这里希望给大家讲明白，中医并不单单指中药，还包括针灸、推拿、药膳、养生等内容。其中，养生指日常生活里能够轻松掌握的预防疾病的一些小常识（参见第 18 页）。像"身体发冷，就泡个澡，喝杯肉桂红茶暖和身子""最近工作繁忙，节假日就做个艾灸放松一下"等照顾身体的简单做法，都属于中医所讲的养生。

人体本身具有自我修复能力。日常生活中，注意摄取对身体有益的食物，关心自身，使自我修复能力最大化，是中医的基本观点。

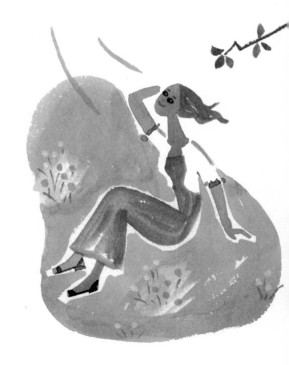

❀ 中医着眼于整体而非局部

针对人体病变部位进行治疗，是现代医学的基本方法。比如，对于胃痛，医生会对胃部进行相关的理化检查，做出诊断，进行治疗。而中医首先关注的是身心平衡问题，因此会从病人的心理状态、体质等方面，综合考虑胃痛产生的原因，再进行相应的治疗。

"治已病"不如"治未病"，养成不易生病的体质，也是中医学的特点之一。由于中医疗法具有改善体质的功效，因此其在治疗过敏性疾病、提高免疫力方面有较好的效果。

医学的进步促进了人类寿命的延长，但现在患上生活习惯病、精神疾病等的人也在不断增多。

建议大家把中医养生引进自己的日常生活，努力改善体质，让自己不易生病，每天保持健康年轻的状态。

现代医学与中医学

现代医学的特点

- 重点在病；
- 着眼于局部；
- 使用经现代药理实验证明的化学合成药；
- 擅长对外伤、细菌性感染、心脑梗死等急症的治疗；
- 医生为治疗主体，患者遵从。

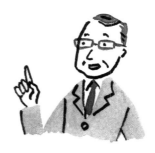

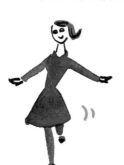

中医学的特点

- 重点在人；
- 着眼于整体；
- 使用经临床经验证明的天然药物；
- 擅长对慢性病、免疫系统疾病、精神疾病等的治疗；
- 患者为治疗主体，以提高机体自愈力为目标。

✿ 自然哲学——阴阳论与五行说

中医基于"阴阳五行说"，重视人的身心及与周围万象的平衡。

"阴阳五行说"由"阴阳论"和"五行说"组成。

阴阳论认为，世间万物有阴阳两面，阴阳相互对立、依存、促进，维持在一种平衡状态。以人体来看，阴阳平衡即健康，阴阳失衡则生病。

阴阳图

黑色为阴，白色为阳，阴增则阳减，阳增则阴减，两者互补不足，使包括人类在内的自然万物都保持着平衡状态。

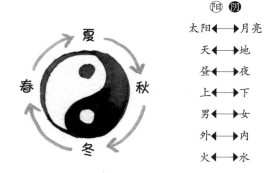

阳	阴
太阳 ◄──► 月亮
天 ◄──► 地
昼 ◄──► 夜
上 ◄──► 下
男 ◄──► 女
外 ◄──► 内
火 ◄──► 水

一年间的阴阳交替

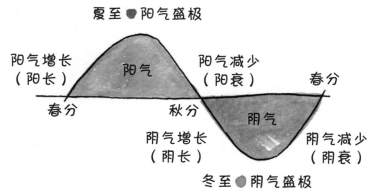

夏至 ● 阳气盛极

阳气增长（阳长） 阳气 阳气减少（阳衰）

春分 秋分 春分

阴气 阴气增长（阴长） 阴气减少（阴衰）

冬至 ● 阴气盛极

阴阳始终处于动态之中，一刻不曾停止。以一年为例，冬阴夏阳。春分以后，阳气渐盛，夏至达到顶峰，之后阴气渐盛，冬至达到顶峰。如此循环往复，无始无终。

✿ 五行说——五大元素构成万物

五行说，是中医学的基本自然观，认为自然界万物皆由"木""火""土""金""水"五种元素组成。这五者各有特点，五者之间相互资生又相互制约，维持平衡。相互资生助长的关系为"相生"，相互制约克制的关系为"相克"。

五行说与人体器官及精神状态的变化相契合，与五脏的关系相通。中医以此为基础，通过调节身体的平衡状态来改善身体的不适。

五大元素的关系

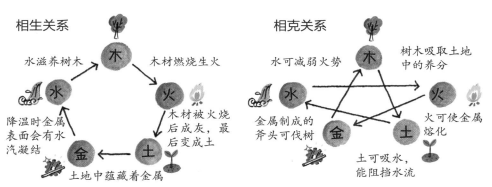

相生关系

水滋养树木　木材燃烧生火

降温时金属表面会有水汽凝结

木材被火烧后成灰，最后变成土

土地中蕴藏着金属

相克关系

水可减弱火势　树木吸取土地中的养分

金属制成的斧头可伐树

火可使金属熔化

土可吸水，能阻挡水流

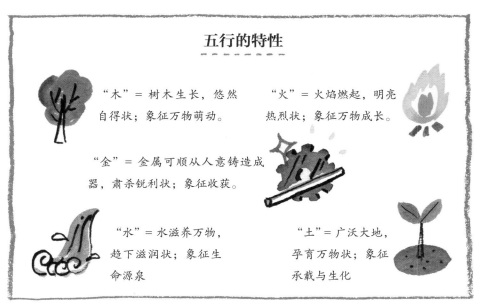

五行的特性

"木" = 树木生长，悠然自得状；象征万物萌动。

"火" = 火焰燃起，明亮热烈状；象征万物成长。

"金" = 金属可顺从人意铸造成器，肃杀锐利状；象征收获。

"水" = 水滋养万物，趋下滋润状；象征生命源泉

"土" = 广沃大地，孕育万物状；象征承载与生化

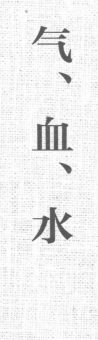

气、血、水

🌿 构成身体的三要素

"气"指生命能量，即元气之"气"；"血"是为全身提供营养的物质；"水"指润泽全身的津液。从阴阳来看，"气"属阳，"血""水"属阴。

气、血、水循环于全身，在人体内形成平衡的运转系统。如果其中某项不足或发生瘀滞，身体便会产生不适。

例如，精神压力大导致气滞时，"血""水"的运行也会受到影响，从而出现月经不调、胃痛、肩酸等症状。如果因过度节食造成"血"不足，则不仅会引起贫血，还会导致寒证、乏力等问题。

🌿 "气"为生命能量之源

"元气"之"气"，是形成生命力的基础。"气"不能肉眼可见，白天运行于体表，保护身体，夜晚运行于体内，修复身体的不适之处。

体力不支、易患感冒、胃肠功能弱等情况，都是由"气"之不足引起的。应该多食用可以补充能量的食材，如肉类、蛋类、豆类制品等高蛋白食物，谷类、薯类也不可缺少。日常可冲泡西洋参代茶饮。另外，通过享受日光浴、深呼吸、散步等，吸收大自然的气息，对恢复体能也很有好处。

🌿 "血"为精神之源

中医学中的"血"，并不单指血液，还表示全体营养成分。"血"流通全身，为身体的器官、组织送去氧气及营养。

"血"乃精神之源，"血"充足则精神饱满，"血"不足则心神不定、记忆力减退。因此，过度节食会引发血虚，造成精神不安、无精打采的状态。

"血"不足时，应该多吃补血的食物，如动物肝脏、羊肉、鲣鱼、牡蛎、胡萝卜、菠菜、黑豆、黑芝麻、核桃、红枣、梅干、葡萄干等。

❀ "水"润泽全身

中医学中的"水"，又称津液，指的是人体内除血液之外正常体液的总称，如胃液、淋巴液、泪液、唾液、滑膜液等，起到滋润内脏、毛发、肌肉，促进消化，润滑关节等作用。被人体利用后的"水"，以汗液、尿液等形式排出体外。

津液不足，会导致肌肤和毛发干燥、口渴、眼干、关节痛等问题。水液积滞，则会引起身体浮肿。

进行适度出汗的有氧运动或半身浴，有利于促进体内的水液代谢。

"气" 的常见问题	**"血"** 的常见问题	**"水"** 的常见问题
气虚——气不足 →能量不足，引起倦怠、疲劳、无力感，使人易患感冒或出现胃肠不适。	血虚——血不足 →营养不良，引起心悸、贫血、头晕、视物模糊、健忘等症状。	津虚——津液不足 →津液不足，导致肌肤干燥、毛发干枯、口渴、目干，有时还会引发关节痛。同时，黏膜干燥会使免疫力下降，易感染细菌或病毒。
气滞——气机运行不畅 →精神压力大、生活不规律，导致自主神经功能发生紊乱，引起焦虑、不安、失眠等现象。	血瘀——血循环不畅 →血液循环不畅，易引起粉刺、黑眼圈等皮肤问题，以及肩酸、腰痛、手脚冰凉、痛经、闭经等。	水滞——水循环不畅 →体内水液积存，易导致身体浮肿。另外，容易引发湿疹、耳鸣、头晕、胸闷、不孕不育等。
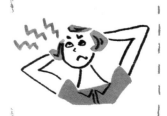	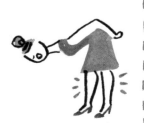	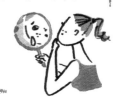

五脏的功能

中医学借助五行说对人体的五脏功能进行阐释。"肝""心""脾""肺""肾"分别对应五行中的"木""火""土""金""水"。

五脏之间相互资生，相互制约，保持平衡，调控气、血、水的功能。

需要注意的是，中医学所说的"心""肺"等，并非单指现代医学的"心脏"和"肺脏"等实体器官。中医学讲的五脏，除了器官本身，还包括器官功能以及更宽泛意义上的人体运作机制。以五脏中的"肝"为例，不仅指肝脏及其功能，还包含自主神经系统的部分功能。

🌱 和五脏机能相配合的六腑

"胆""胃""小肠""大肠""膀胱""三焦"，合称为六腑。腑与脏有配合关系——肝合胆、心合小肠、脾合胃、肺合大肠、肾合膀胱。唯"三焦"不与五脏对应。三焦没有实质的形态，一般指用来收纳脏腑的空腔，中医认为其是人体水液输布和气机运行的通道。

五行说与五脏六腑

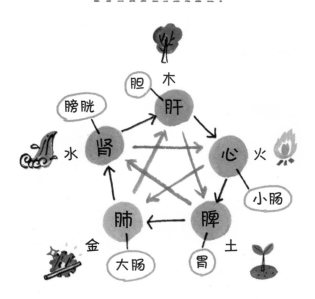

肝

● 肝功能

中医认为，"肝主疏泄"，可调节"气"的运行。肝功能正常时，气血通畅，情绪稳定；减弱时，情绪不稳，精力不足。肝气过旺，则情绪焦躁、易怒。

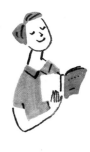

"肝藏血"，对"血"有调节作用。看书时，肝把储藏的"血"提供给眼睛，运动时则提供给肌肉。体内"血"不足，会引起眼疲劳、思维能力下降、肌肉痉挛等。

此外，肝还具有帮助消化吸收、促进胆汁分泌、调节月经等功能。

● 与肝关联的器官

"肝主目"，肝功能减弱会造成视力下降、眼睛干涩、眼疲劳等。肝的状态体现在指甲上，精神压力大导致肝功能减弱时，指甲一般会出现横纹；肝血不足时，指甲出现竖纹。

● 舒肝食材

可适量摄入绿色和酸味食物。如菠菜、小松菜、芹菜、荠菜、春笋、豌豆苗、茼蒿等绿色蔬菜对肝有益。酸味食物如梅干、山楂、柠檬、猕猴桃、蓝莓、柑橘类等。

心

● 心功能

中医认为"心主神志"。心功能出现异常，会引起不安、失眠、记忆力减退等问题。同时，心还具有输送血液的作用，通过搏动将血液送到各器官组织。当心出现问题，会导致气血不畅，出现心悸、心烦等。

● 与心关联的器官

"心主舌"，通过舌质可知心功能的状态。心功能异常，则五味不辨，舌尖疼痛。另外，心的健康状况还表现在脸色上。正常时气色良好，出现问题时则脸色发红，或暗淡，或泛白。

● 养心食材

可适量摄入红色和苦味食物。红色食物如动物肝脏、红苋菜、西红柿、樱桃、西瓜、草莓、柚子、红枣、枸杞等。苦味食物如苦瓜、丝瓜、冬瓜、薤白、莴笋、芥蓝、莲子、食用菊等。

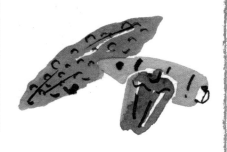

脾

● 脾功能

脾将饮食物进行消化吸收，并将吸收的营养物质转化为气、血、水输送至全身。脾胃虚弱时，会出现消化不良、食欲不振、胃积食等现象。

中医认为，脾还有统摄血液在经脉中流通、防止逸出脉外的作用。此项功能衰弱，则会造成非经期阴道出血、流鼻血、皮下出血等问题。

另外，脾有防止机体内脏下垂的功能。脾气虚弱时，容易导致脱肛或胃下垂。

● 与脾关联的器官

"脾主口"，脾功能正常则味觉正常，口知五味。反之则饮食乏味，食欲不振。

脾功能出现异常可通过唇的色泽体现出来，如唇色黄、红、青、白等变化分别反映身体存在脾虚湿困、心脾积热、脾胃虚寒、脾气虚弱等情况。另外，饮食过量会加重脾运化食物的负担，口周围容易长痘。

● 健脾食材

可适量摄入黄色和甘（甜）味食物。黄色食物如南瓜、胡萝卜、芒果、菠萝、红薯、土豆、玉米、小米等。甘（甜）味食物如卷心菜、山药、香蕉、桂圆、荔枝、桃、蜂蜜、红糖等。

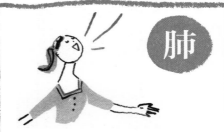

肺

● 肺功能

通过肺的呼吸作用，我们吸入新鲜空气，呼出体内浊气。肺功能减弱时，会出现呼吸异常、咳嗽、生痰等症状。

中医认为，肺还可以促进体内的水分代谢，它能够将"脾"运化后的水分输送到肌肤表面，以汗液形式排出体外，或将多余的水分交给"肾"处理。肺功能正常，则皮肤水嫩，反之则皮肤干燥，抵抗力下降，易感冒。

● 与肺关联的器官

"肺主鼻"，肺正常工作时，鼻息通畅，嗅觉灵敏，反之则会出现鼻塞、流鼻涕、嗅觉障碍等问题。肺的状态还可通过汗毛体现，汗毛有光泽则表示肺功能良好。

● 益肺食材

可适量摄入白色和辛（辣）味食物。白色食物如白菜、百合、白萝卜、莲藕、白木耳、豆芽、梨、荸荠、甘蔗等。辛（辣）味食物如大葱、生姜、洋葱、辣椒、茴香、胡椒等。

肾

● 肾功能

中医认为，肾的主要功能是藏精。精是生命活动的基础，因此肾与人的生长、发育、生殖活动密切相关。肾中精气亏虚，往往出现生长发育迟缓、不孕、性欲减退情况，还会引起腰膝酸软、听力衰退等衰老现象。

肾还能够调节体内水液代谢，将废弃水液输送到膀胱，以尿液的形式排出体外，并将身体所需的水液进行再分配。肾功能减弱时，水液代谢不良，排尿减少，水液停滞，引起浮肿。

此外，肾还具有辅助肺部呼吸、强壮骨骼的作用。

● 与肾关联的器官

"肾主耳"，肾出现问题，会引起耳鸣、听力变差等问题。

肾功能是否良好还体现在头发上。肾的状态欠佳时，白发、脱发明显，头发失去光泽和韧性。

● 补肾食材

可适量摄入黑色和咸味食物。黑色食物如黑豆、黑米、黑芝麻、桑葚、核桃、栗子、香菇等。咸味食物如虾、三文鱼、海蜇、牡蛎、海参、甲鱼、海带、裙带菜、羊栖菜等。另外，韭菜被称为"壮阳草"，也是不错的补肾食材。

六腑的功能

● 胆

中医认为"胆主决断"。在生活中人们也常说"吓破胆""有胆量"等。在"肝"的调节下，胆具有储存、排泄胆汁和帮助肝脏解毒的功能。

● 胃

负责对食物的初步消化，并将之运送到"小肠"。辅助与其相合的"脾"，取食物的精华生成气、血、水。

● 小肠

与"心"相合，如小肠积热可导致心烦、口舌糜烂。小肠进一步消化来自"胃"消化后的食糜，将其分解为"清（水谷精微）"和"浊（食物残渣）"。"清"者上运至"脾"，"浊"者下传至"大肠"。

● 大肠

具有排便功能，与"肺"相合，帮助水分代谢。

● 膀胱

与"肾"相合，控制排尿。肾功能减弱时，膀胱功能也受到影响，排尿出现异常。

● 三焦

三焦不与五脏对应，负责调节全身气、血、水的循环。三焦异常会引起五脏积热，出现面红头热、消化不良、口臭、血尿等各种问题。

中医
诊断法

❀ 中医诊断中不可缺少的四诊

中医在确定治疗方法前，要对患者身体的状态和体质进行了解和分析。这时，便用到中医学中的四诊——望、闻、问、切。

【望诊】

望诊是医生凭自己的眼睛进行观察的诊断法，主要观察舌色和舌苔。如舌色淡白表示气血不足，舌苔偏厚代表病邪较盛。另外，脸色也是判断身体状况的参考依据，如面色发黑提示血瘀或肾虚，两颧潮红提示阴虚火旺。

【闻诊】

闻诊指通过耳闻和鼻嗅判断病情。听声音、语气、呼吸，了解声音是否有力、呼吸是否平稳等。如说话音量小，呼吸急促，提示肺气虚。

通过口气、体味、二便的气味辨别病情也很重要，如口臭一般提示脾胃湿热。

【问诊】

问诊是现代医学和中医学都使用的一种诊断方法，主要询问患者的自觉症状和病史。中医问诊时，还会问及是否有手脚心发热、口苦或口干、自汗或盗汗等看似与患者主诉没有关联的内容，以及家族史、生活习惯等。

舌和脏腑所对应的部位

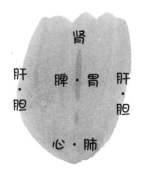

舌头关联脏腑，从舌头的颜色及舌苔变化可以了解身体的状况。健康人的舌为淡红色，润泽柔软，舌苔薄、白、均匀。如舌尖红提示心火旺，舌苔黄厚提示肝胆湿热，舌体胖大、有齿痕提示肾气虚。

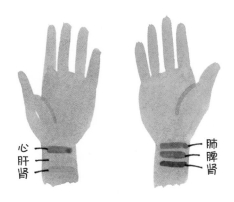

心
肝
肾

肺
脾
肾

【切诊】

切诊包括切脉和触按腹部的腹诊。

切脉是指医生将食指、中指和无名指的指目，平贴于患者手腕脉搏搏动处，了解脉搏状态进行诊察。指目是指尖和指腹交界棱起之处，是手指触觉较灵敏的部位。手指触及的部位对应五脏，通过切脉可以了解五脏的状况。

腹诊是指医生通过触按患者腹部，感受肌肉软硬度和反弹强度，为诊断提供依据。

虚证与实证

当邪气侵入身体时，我们体内会有一股正气与之作战。正气战胜邪气即无恙，反之则生病。

生病过程分两种。一种是正气本来就弱，邪气即使不强也能轻易侵入，称为"虚证"。另一种是正气虽不弱，但邪气更强的情况，这时正气不敌邪气，也会生病，称为"实证"。

中医认为，同样的病情，根据其发病原因——虚证、实证的不同，治疗方法也不同。对于虚证，要注意恢复身体正气；对于实证，应首先祛除邪气。

虚证

正气虚弱时，较弱的邪气也能侵入人体。例如，身边的人都没事，唯独自己时常感冒，就属于这种情况。病状虽轻，但易慢性化。

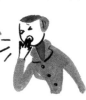

实证

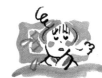

正气处于正常状态，但邪气十分强势。如流感袭来时，症状容易急速加重，但祛除了邪气，正气便会恢复。

中药的特点

🌱 中药来自天然物

中药来自植物、动物、矿物等天然物。如以下几种中药，葛根、决明子、大枣、牡蛎、蝉蜕、阿胶就分别来自野葛的根、决明的种子、红枣、牡蛎壳、蝉壳、驴皮。日常生活中食用的生姜、莲子、薏米、菊花、山药、柑橘等也常被用作中药的原材料。

中医师根据患者的症状和体质，为他们开具合适的中药方。

🌱 中药也是药，服用前需咨询医生

中药材加工自天然物，因此，只要服用方法得当，一般不会对身体有害。但是，如果服用了不适合自己体质的中药，就可能影响健康。

有时，即使我们服用符合自身体质的中药，也会感觉某段时间内症状有所加重。这是因为有害物质正在排出，坚持一下大多会好转。但需注意的是，中药也是药，服用之前，一定要咨询医生。

服用中药的注意事项

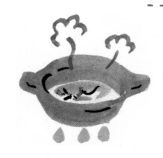

- 汤剂（水煎剂）一般一日一剂，煎好的药液一日内分 2~3 次服用。
- 依据不同的情况，饭后或空腹时服用。
- 与西药同服时需向医生确认。
- 症状恶化时应立即咨询医生。

🌿 中药的剂型分为汤剂、粉剂、片剂等

将中药材慢慢熬出汤汁服用，称作汤剂（水煎剂），是中药最基本的一种剂型。此外还有将中药提取物做成粉状的粉剂和做成固体状的片剂。后两种剂型便于服用和携带。

不过，从药效上来看，还是汤剂最为理想。虽然每日熬药费时费力，但还是希望大家不要怕麻烦，重在坚持。现代医学中，医生是治疗主体，需要依赖他们为我们治病。而在中医学的体系下，我们自己成为主体，参与治疗，掌握健康的主动权。因此，为了身体健康，应该保持自身的积极性。

煎药法

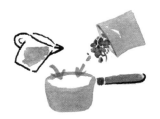

①使用砂锅或不锈钢锅，放入一日剂量的中药材和一定量（一般为 500~600 毫升）的水。

注意：铁锅、铜锅因其成分容易溢出而和中药材发生化学反应，所以不可使用。

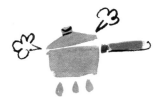

②将药材浸泡 1 小时后，先用大火煎煮，开锅后改用小火，煮至水量变为原来的一半。一般需要 30-40 分钟。

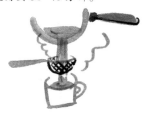

③关火，将药液滤出，然后重新添水煎煮，再次过滤药液，将两次药液合并后，一日内分 2-3 次服用。

注意：如不及时滤出药液，容易使药物成分被药渣吸收。

🌸 中药见效有快有慢

通常认为，中药必须长期服用才能见效，其实并非如此。如对于突发的感冒、腹痛等，有时只服用一次中药就能起效。

用于改善体质或治疗慢性病时，则需要在一定时期内持续服用中药。见效快慢因人而异，一般来说，患病时间越长，见效越慢。

中药给人味苦难喝的印象。其实，如果是与自身体质相符的药，有时并不让人觉得难喝。而且即便开始时难以下咽，慢慢也会习惯。为改善身体状况，建议持续服用至少 3 个月。

拿到方剂，先要看有没有特殊药。药方凡注明"后下"药多属于清热解表药（含有挥发性成分）或组织疏松的药物，不宜久煎，否则药效成分挥发较多而降低疗效。"后下"的药物要在群药将煎好时放入，再煎 5~10 分钟即可。"布包煎"的药大多是含有黏性成分或粉末类药物，容易糊锅底，以及有绒毛的药物，容易刺激咽喉，如旋覆花。"烊化"的药物需用煎好的汤药溶解内服，如阿胶。"冲服"的药物是用煎好的汤药送服或用温水冲服。滋补调理药大多为调补人体气血阴阳的药物，含有大量营养物质，故煎药的时间要长，头煎沸后需再煎 30 分钟，甚至 60 分钟，二煎煮沸后再煎 20~30 分钟。

咨询

如需服用中药，最好去中医医疗机构或中药店进行咨询。

中医师对同一症状开具的处方并非完全相同。中医师会从求诊者的居住地、饮食、睡眠、工作、兴趣等方面寻找生病原因，了解求诊者的身心状况，从而决定如何处方。

现在市面上有中成药出售，购买方便，但为了更好地对症下药，还是建议大家去向中医师咨询。

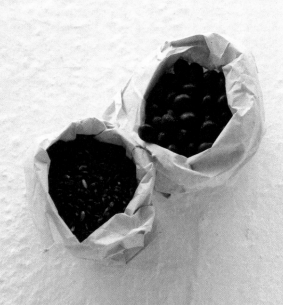

第二章

四季养生

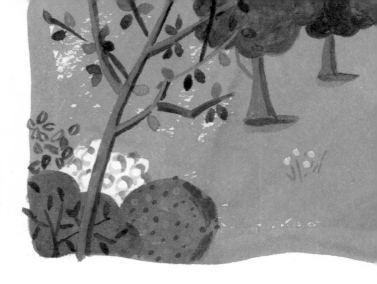

了解中医养生

积极营造健康生活

"养生"其实并不像有些人想象的那么复杂，许多事情日常就可以做到。比如早睡早起，气候寒冷时注重温和饮食，通过芳香疗法放松身心等等，都是养生。每个人应该都有适合自己的养生方法吧。

中医认为，治病不如防病，养生就是最好的方法。通过养生，可以让自己更精神、更年轻。

不仅在身体出现不适时需要注意养生，而且还要把它融入日常生活，将我们天然的生命力最大限度地发挥出来。

适度运动、休息，均衡饮食

如果把我们的身体比作一棵树，那么运动、休息、饮食，就是支撑它的根基。根基牢固了，即使健康出现小问题，身体也能应对。如果运动和休息不足，饮食没有节制，就会慢慢损害身体。

运动不足会导致身体代谢乏力，气、血、水流通不畅。可以通过散步、肌肉拉伸等方法改善循环。另外，手臂前后大幅摆动，也有利于促进血液循环。

休息方面，做到高质量睡眠十分重要。一天之中，夜为阴，昼为阳。夜里需要深度睡眠，因此最好每天晚上在 11 点之前入睡。

有句话叫"医食同源"，可见饮食对健康的重要性。日常所吃食物，可能是"药"也可能是"毒"。因此，我们有必要经常审视一下自己平日的饮食，以保证均衡地摄取营养。

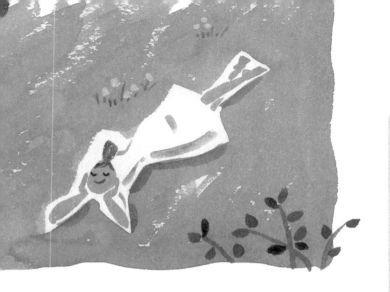

心理呵护同样重要

中医认为，身体和心情是相互影响的，正所谓"身心合一"，任何一方出现问题，势必影响整体的健康。

现实中，越来越多的人因压力影响情绪而导致生病。对此应通过适度运动和休息消除压力，保证身体和心理的健康。

大怒、大悲、大喜等过激情绪是造成身体不适的重要原因。

与自然和谐相处

中医认为人类是自然的一部分，不顺应自然规律的生活方式会引起身心不调。

有些朋友一到每年的某个季节便会感到身体不适，这就是由于在当季或去年的同一季节，没有能够"应季"生活造成的。

顺应季节变化，调整饮食和作息，是养生的基础。首先应了解四季的气候特征，然后采取相应的生活方式。

养生重在坚持。如果一味勉强自己，不仅不会持续，反而会给自己添加多余的压力。因此，有效养生的关键就是循序渐进，不断调整。

春季养生

立春	雨水	惊蛰	春分	清明	谷雨
自立春起，至立夏的这段时间，属于春季。	雨水渐多，冰雪消融。	春雷始鸣，动物结束冬眠。	昼夜时长基本相等，此后，夜渐短，昼渐长。	万物充满生机，空气清爽。	春雨滋润五谷。
2月4日前后	2月19日前后	3月5日前后	3月21日前后	4月5日前后	4月20日前后

万物复苏，生机勃勃

春天到来，阳气升发，草木萌芽，动物开始活动，人体精力充沛。这个季节的养生，应注意顺时而养，尽量舒展身心，不要压抑自己振奋的精神和朝气。

如果在春季压抑心情，像寒冬大雪封门时闭门不出一样，就容易在夏季出现健康问题。

夏天也容易体寒的朋友，最好在春季多加活动，日光浴、散步、深呼吸等都是理想的选择。

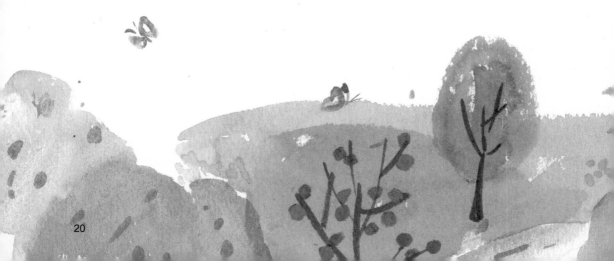

春季易出现的不适

头部不适及皮肤问题

从立春后第一次强南风开始，刮风天气会经常"光临"。中医认为，风是春季影响人们身体健康的重要原因。

刮风引起的身体不适多表现在头部，如流鼻涕、眼睛充血、头痛等。另外，也多发湿疹、荨麻疹等皮肤问题，异位性皮炎会加重。

刮风引发身体不适的另一特征是身体状况突变，症状不断发展变化。刮风易使人感受风寒，引起感冒发烧，或因风中裹挟花粉引起花粉症。

外出时应注意戴口罩和围巾进行防护。

"肝气"过旺引起情绪焦躁

春季大地回暖，气候适宜，但仍有许多人患上"五月病"，主要表现为一到五月就身体倦怠、心情焦虑、无精打采。

春季在五脏中对应肝，每到春天，肝功能最为活跃。但是肝活动过盛会影响自主神经平衡，从而引起面红、潮热、头晕、失眠等。

为调达"肝气"，可做肌肉拉伸运动，或食用早春上市的叶菜类蔬菜和山楂、柠檬、猕猴桃、柑橘、梅子等酸味水果。需要注意的是，多酸旺肝，过食酸味水果会导致肝气过旺，影响脾胃功能，导致食欲不振、消化不良等，因此适量即可。另外，用玫瑰花、百合、红枣泡水代茶饮，也很不错。

> **春季茶饮**
>
> **焦躁不安** 可饮薄荷茶和姜黄茶，能够帮助改善气机运行，使心情舒畅。
> **鼻塞鼻痒** 可饮百合茶和紫苏茶，这两种茶含有大量的多酚物质，能有效缓解过敏症状。
> **眼疲劳、充血** 可饮菊花茶和决明子茶，能清肝热，消除眼疲劳。另外，精力不集中时也可饮用。

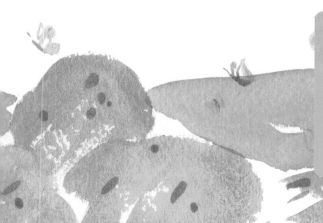

早起吸收阳气

春季养生的第一要点是早起。春天阳气升发，而一天的阳气又始于早晨，因此不可错过。到了春天，春困在所难免，但为了吸收新鲜的阳气，应尽量早起，沐浴旭日阳光。

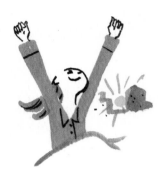

不宜急减衣物

早春三月，天气回暖，人们往往想立刻换上春装，轻装上阵。但春天的气候特征是乍暖还寒，这时天气冷热变化大，衣物减得太快，容易让身体受凉，引起感冒等，因此不可大意。

另外，体质较弱的朋友对季节交替更为敏感，此时他们面临易疲劳、老毛病加重等问题，需要特别注意。

最好能充分利用外套、围巾保暖，随着身体逐渐适应气温变化，慢慢减少衣物。在此过程中应该特别注意下半身和背部的保暖。

多吃时令蔬菜

冬季缺乏新鲜蔬菜，易导致营养不足，到了春天会引起口腔炎、皮肤问题。

春季有多种蔬菜，富含维生素和矿物质。为改善冬季造成的营养不足，应充分摄取能量，饮食上尽量考虑应季食材。

同时，多饮热茶，有助于将身体在冬季积攒的垃圾排出，更好地感受春天的气息。

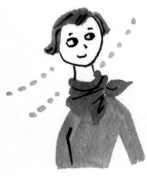

消除压力，轻松舒畅

每到春天，自然环境与社会生活都会较冬天发生明显的变化。这些变化会给人带来压力，引起气的逆行或郁结，继而产生精神焦虑、眼睛疲劳或充血、月经不调等问题。

春季万物生长，我们应该在这个季节轻松愉快地舒展身心，不要积累压力。

消除压力的最好方法是进行适度的运动，肌肉拉伸、散步等都有助于促进气血循环。特别推荐早起散步或在绿意盎然的环境中散步，注意运动量不宜过大。另外，深呼吸也是不错的选择。

甘甜食材有助消化吸收

春天如果肝脏功能过强，会妨碍五脏的"脾"和六腑的"胃"的消化吸收功能，中医称之为"肝气犯脾"或"肝气犯胃"。脾胃是人体的能量仓库，为保证身体顺应季节变化，脾胃健康地工作十分重要。

甘甜食材有助脾胃消化吸收，但这里的甘甜指的是食材本身特有的甜味。应多吃卷心菜、芜菁、山药、南瓜、香蕉、桃、红枣等具温和甜味的食材。

当脾胃出现问题时，饮食应注意温热清淡，少吃山楂、柑橘等多酸旺肝的食物和寒凉、生鲜类食物，以及辛辣刺激类、高脂肪类食物。

春季推荐食材

❋ 春笋、枸杞芽、荠菜、马齿苋、马兰头、鱼腥草等

应季野山菜所含的苦味有解毒作用，能有效预防春季细菌、病毒滋生造成的感染，还有助于改善肝脏功能。

❋ 枸杞、韭菜、葱、羊肉、黑糖等

春天需要吸收阳气，可考虑上述有助阳功效的食材，以提高抵抗力，防止病邪侵入体内。

❋ 芹菜、茼蒿、香椿、藿香等

香味食材有促进气机运行、安定心神的作用。薄荷茶、玫瑰花茶也很不错。

❋ 卷心菜、胡萝卜、山药、芜菁、百合、红枣等

具天然甜味的食材，可帮助我们提升消化吸收功能。

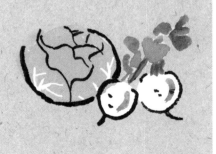

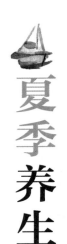

夏季养生

立夏	小满	芒种	夏至	小暑	大暑
5月6日前后 自立夏起，至立秋的这段时间，属于夏季。	5月21日前后 夏熟作物生长茂盛，趋向成熟。	6月6日前后 水稻等有芒（谷物外壳上的针状物）谷物的播种期。	6月21日前后 一年中白昼时间最长的一天。	7月7日前后 天气开始真正热起来，梅雨期结束。	7月23日前后 一年中最热的时期。

万物生长葱郁，正是花开时节

事物大多始于春，长于夏。夏天阳气最强，人体新陈代谢旺盛。这时应顺应气候的规律，增加活动量，积极为身体散热。

夏季的闷热容易让人心情烦躁。中医认为，应充分利用旺盛的阳气，放松心情，活动身体，避免生气、焦虑等情绪。

如果热量在夏季没能好好散发，则会在体内积聚，引起心悸、失眠，导致秋天咳嗽、冬天抵抗力下降等问题的发生。

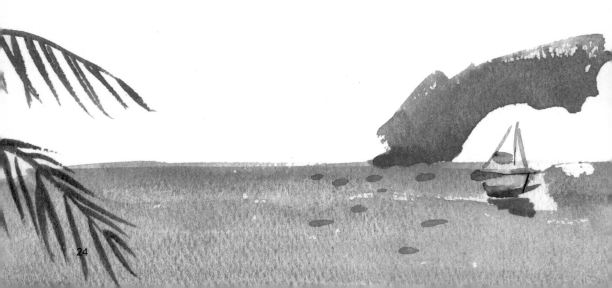

夏季易出现的不适

炎热扰乱身体的水分代谢，引起水分和能量不足

这个季节，炎热是引起身体不适的最大原因。夏季大量出汗，会扰乱水分代谢，导致水分流失，继而引起口干舌燥、大便干硬、尿量减少且颜色偏黄等问题。更有甚者，出现心悸、眩晕、乏力、失眠、焦虑等情况，严重者发生中暑昏迷。

炎热不仅带走身体的水分，还会消耗身体的能量。能量不足容易引起苦夏症状、暑季（暑湿或暑热）感冒。

预防酷暑带来的上述种种问题，最重要的是及时为身体补充水分和营养，穿衣注意选择透气性和吸湿性好的衣物。房间装上百叶窗和竹帘，外出时打遮阳伞或戴遮阳帽等都十分必要，以避免阳光直射，引起紫外线伤害。

湿气过重不利于排汗，导致疲乏和食欲不振

夏天，除了炎热，湿气也是影响身体状况的重要因素。湿度偏高不利于身体排汗，导致体内水分滞留，使身体倦怠笨重、易疲劳，出现关节痛、腰痛及下半身浮肿等。

此外，滞留的水分会减弱五脏之"脾"的功能，影响消化吸收，出现食欲不振、腹胀、腹泻等。

平时应注意室内通风，出汗后尽快更换衣服，充分晾干衣物，注意洗漱间等多水区域的卫生清洁，这些都是防止湿气影响健康的方法。

夏季饮茶

水肿引起身体倦怠 可饮薏米茶和玉米须茶。这两种茶有利尿作用，能有效促进水分代谢，祛湿散热。薏米茶营养丰富，有调节肠胃功能和养颜等作用。

体寒 可饮姜茶，有助于祛除湿气、温暖身体。建议大家在空调房或梅雨期等湿冷环境下饮用。

水分需要多次补充、提前补充

为身体补充水分应注意"多次"和"提前"的原则。人在口渴时，其实身体已经处于水分不足的状态了。而且，一次喝水太多，并不利于吸收，还会给本来就虚弱的肠胃增加负担。

建议大家一天内定时定量地喝水，一定要做到提前补充。每天饮水量在1.5–2L 之间为宜。需要注意的是，吃饭时最好不喝水，否则消化液容易被稀释，不利于食物的消化。

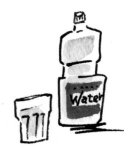

注意补充盐分

补充水分可饮茶或温开水，不宜喝含高糖分的饮料和酒类饮品。人体出汗后，不仅会流失水分，还会流失盐分，因此只补充水分并不够，还需要补充盐分。喝一些含盐分的运动饮料也是不错的选择。

不宜过多食用生冷食物

夏天食欲减退，人们偏爱冷饮和生冷食物。这些生冷食物吃得太多，会导致胃部寒凉，影响正常的消化吸收。平日肠胃功能较弱的朋友，尤其需要注意。

另外，吃荞麦面或凉拌豆腐时加上牛肉、韭菜或大葱、生姜、洋葱等暖身食材，是值得一试的好方法。

注意预防空调病

夏季为了消暑，需要有效利用空调，但同时身体也需要适当出汗散热。在空调房里待得太久，容易引起暑季感冒和消化系统的不适，以及血液循环不畅，疲劳不易消除，还会影响秋冬两季的身体状况。

在公司或其他不能个人调节空调温度的地方，最好别怕麻烦，根据室温增减衣物，防止身体着凉，尤其注意保护脖颈、腰部、脚踝等部位。

保持干燥清洁

夏季的炎热和湿气使病原菌愈发活跃，为减少湿气，抑制细菌繁殖，平时应常晒被褥，及时通风，注意食材存放和食物垃圾的处理。可将木醋液[1]或竹醋液[2]喷洒在食物垃圾上，进行杀菌除臭。

【1】木醋液，是烧制木炭过程中木材热解成分的冷凝回收液，具有特殊的烟熏气味，呈酸性，为淡黄色至红褐色格斯拉液体，有杀菌、除臭、助长植物等作用。
【2】竹醋液，是在竹材烧炭的过程中，收集竹材在高温分解中产生的气体，并将这种气体在常温下冷却得到的液体物质，除臭效果好。

多吃应季蔬菜

西红柿、黄瓜、茄子、西瓜等夏季果蔬，有给夏天燥热的身体降温的作用，同时这些果蔬大多还具有促进水分代谢的功能。因此，在炎热潮湿的夏天，这些应季果蔬是餐桌上必不可少的角色。

通过休息和摄取营养，补充能量

夏天身体在出汗的同时，也在消耗能量。如果能量消耗太多，就会引起不适。因此，在补充水分的同时，还要注意保证营养和休息。

饮食上宜选择不会给肠胃增加负担且营养能被人体充分吸收的易消化食物，不宜吃太油腻的或刺激性的食物，推荐大家多喝易消化又能补充水分的粥类。

休息方面，睡眠是很重要的。夏季夜短，加之天气闷热，难免导致睡眠质量差，这时，每天30分钟左右的午睡更显得十分必要了。

夏季推荐食材

※ 西瓜、哈密瓜、冬瓜、苦瓜、黄瓜等

有利尿作用，可用于体内水分滞留，身体浮肿的情况。同时，还能为身体散热，生津止渴。

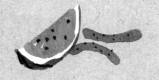

※ 葱、姜、紫苏、蘘荷（又称"野姜"）、秋葵等

可祛湿气、防寒凉、助消化，适宜用作凉拌佐料。

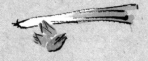

※ 西红柿、梅干、蓝莓、醋等

酸味食物有收敛作用，可止汗。梅干和醋还有抗菌作用，能预防食物中毒。

※ 山药、土豆、薏米、玉米、毛豆、豆腐等

可健脾，能消除苦夏时食欲不振、腹胀等症状，促进消化吸收。当然，为了不使身体受凉，建议在凉拌豆腐里加入姜末。

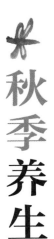

秋季养生

秋季节气

立秋	处暑	白露	秋分	寒露	霜降
自立秋起，至立冬的这段时间，属于秋季。8月8日前后	夏日的暑气逐渐消减。8月23日前后	秋天真正到来，花草上的露水渐凉。9月8日前后	昼夜时长基本相等，此后，昼渐短，夜渐长。9月23日前后	渐入深秋，寒意已现，露气冰冷欲凝。10月8日前后	草木枯萎，露水凝结成霜。10月23日前后

万物成熟，秋高气爽，正是丰收时节

秋天到来，夏季生长茂盛的植物在此季结果，气候凉爽，万物成熟安定，人们躁动的身心也开始平静下来。

充盈的阳气减少，阴气渐增。要顺应这一变化，收敛身心，做到心平气和，消除夏季遗留的疲劳，为入冬做准备。

秋季不注意养生的话，很容易在冬季出现身体不适。

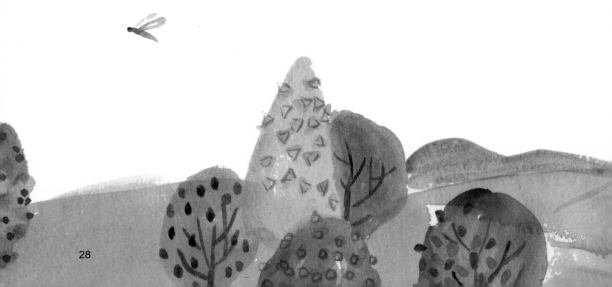

秋季易出现的不适

空气干燥易伤肺，引起呼吸系统疾病及皮肤问题

闷热潮湿的夏天结束，到了秋天，空气逐渐干燥起来。秋季易受干燥气候影响的是五脏中的"肺"。

干燥的空气通过口鼻进入肺部，使津液减少，引起鼻干、喉痛、咳嗽等呼吸系统疾病。

中医认为，肺有滋润体表的作用，与大肠有重要关联。肺功能减弱会导致肌肤干燥、大便干硬等问题。

因此入秋以后，应首先考虑预防干燥。秋季风大，有必要像春季一样采取防风措施，外出时戴口罩是解决问题的好方法。

天气变化致体寒，易感冒、旧病复发

秋天空气干燥凉爽，昼夜温差大，最好不要开窗睡觉，以免着凉。夏季出汗多，给身体留下了水分不足的问题。到了秋季，呼吸道黏膜及肌肤变得干燥，皮肤的屏障功能也受到影响，这时一旦寒气侵体，就容易引起感冒、关节痛、胃痛及慢性病复发等问题。

秋季养生切忌疏忽大意，注意昼夜温差，备好衣物被褥等，防止受凉。尤其是体弱或有老毛病的朋友，需要特别注意。

秋季饮茶

咳嗽 可饮枇杷叶茶，有止咳祛痰、调节肠胃功能、消除疲劳的功效。

喉痛 可饮菊花茶或薄荷茶，有利于去火和缓解喉咙炎症。

感冒 可饮梅酱茶。梅酱茶的做法是将梅干捣碎，加入少量酱油和姜汁，最后浇上绿茶汤。它有驱寒、调节肠胃的效果，还可用于感冒初期，缓解症状。

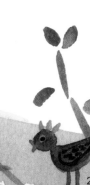

保护鼻喉、预防皮肤干燥

秋季养生的第一要点就是防干燥。可以在室内悬挂湿毛巾，增加空气湿度。另外可以使用加湿器去干燥。目前，加湿器的种类越来越多，大型小型应有尽有，大家选择使用方便、适合自己的即可。外出时注意戴口罩，勤喝水，勤漱口。

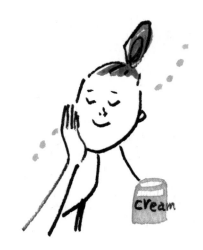

天凉加衣不着急

秋天是个适合打扮的季节，但要注意不必急于加衣。秋季昼夜温差大，白天暖和的时候，着厚衣容易出汗，反而会流失水分，使身体着凉。出汗后应尽快擦汗或换衣。逐渐增加衣物，可以帮助身体适应寒冷，为入冬做准备。

同时，为应对秋天多变的天气，应常备外套、披肩、围巾等防凉衣物。

消除夏季留下的疲劳

人们常说"运动之秋"，但中医认为，秋天并不适合进行剧烈运动。因为人体需要在秋天消除夏季留下的疲劳，以更好地迎接冬天的到来，所以大家在秋天应该进行休养，恢复夏天消耗的精力。可以在午间暖和时分适度活动。另外，早睡早起，保证睡眠。

吃饭多咀嚼，勿过量

秋季饮食要营养均衡、充足。但对刚刚度过炎热夏天的肠胃来说，消化吸收功能并不能立即改善。因此，虽然到了秋天人们的食欲大增，但一定要注意细嚼慢咽，不可贪快。

推荐酸甜结合的饮食

中医认为，人体的阴液至关重要，而将酸甜食物结合在一起可以滋阴润体。因此秋季建议大家适当增加醋拌卷心菜、柠檬蜂蜜水、梅干拌饭等酸甜结合的菜品。另外，秋季水果多酸甜，可多吃石榴、梨和葡萄等应季水果。

辛辣食物要适量

中医认为，尽管辛辣食物可开提肺气，有助肺功能，但是它同时具有发散作用，若过多食用，会使本来就干燥的身体进一步流失水分。而且，中医还认为肺功能过强容易伤肝，导致情绪焦躁。因此，葱、姜及其他辛辣食物，不宜过多食用。

通过按摩刺激皮肤

干布摩擦是指用干布摩擦身体皮肤，以调节自主神经的方法，能有效预防感冒。中医认为"肺主皮毛"，刺激皮肤可以强化肺功能，有助预防呼吸系统疾病。

摩擦时也可以隔着衣服，不直接接触皮肤。同时注意适度用力，以免擦伤。另外，精油按摩也是不错的选择。

秋季推荐食材

✳ 白芝麻、白木耳、白果、白萝卜、莲藕、百合、甘蔗、荸荠等

中医认为，白色食材有润肺功效。其中，白木耳更是有"长生不老药"之称，可美容养颜。白果勿一次多食。

✳ 梨、葡萄、石榴、柿子等

含充足水分的酸甜水果能对抗干燥。注意梨和柿子属于寒性食物，切勿多食。

✳ 秋刀鱼、鲑鱼、青花鱼、山药等

可促进消化吸收，缓解夏季造成的疲劳，增强体力。

✳ 南瓜、红薯、芋头等

可调节肠胃功能，改善便秘，继而改善肌肤状况。

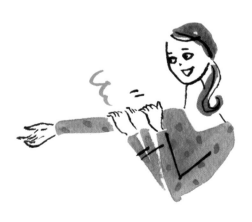

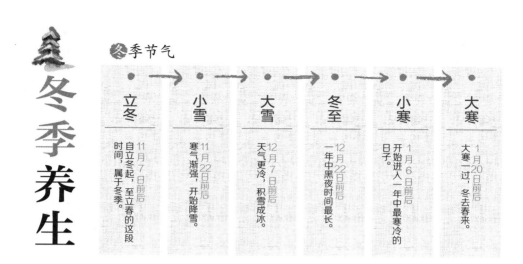

冬季养生

冬季节气

立冬	小雪	大雪	冬至	小寒	大寒
11月7日前后	11月22日前后	12月7日前后	12月22日前后	1月6日前后	1月20日前后
自立冬起，至立春的这段时间，属于冬季。	寒气渐强，开始降雪。	天气更冷，积雪成冰。	一年中黑夜时间最长。	开始进入一年中最寒冷的日子。	大寒一过，冬去春来。

万物闭藏，储备能量

冬季到来，植物凋零，动物活动减少，万物收敛。这个季节阳气骤减，阴气最盛。中医认为，人们应该潜心虚怀，笃定内敛，安稳度冬，为春季储备阳气和营养。

如果冬天不注意储藏身体能量，到了春天就容易没有精力，不能很好地适应季节变化，出现手脚发凉、无力的现象。

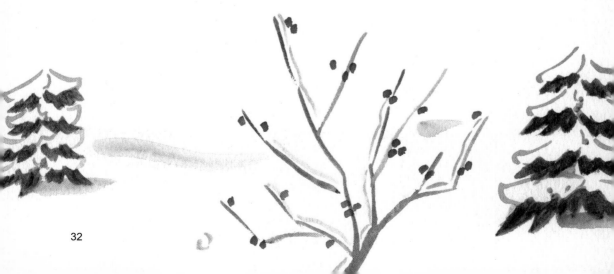

冬季易出现的不适

寒冷影响血液循环，甚至引起大病

冬季天寒地冻，身体瑟缩，活动减少，血液循环变差，手脚冰凉、肩酸、腰膝痛、胃痛等多种问题容易出现。寒冷会导致血管收缩、血压升高，易发心脑血管疾病。相关数据显示，冬季心肌梗死、脑梗死等疾病的发病率高于其他季节。

冬天气候寒冷干燥，流感和普通感冒多发。身体压力增大，新陈代谢低下，皮肤易出现黄褐斑。

寒冷是引起冬季各种不适的首要原因，保暖要注意从空调、暖气、穿衣、饮食等多方面入手。

与"肾"息息相关的泌尿系统问题增多

五脏之"肾"在冬季工作活跃。天冷致出汗减少，需要肾与膀胱将身体多余的水分以尿的形式排出。因此，冬季容易出现水肿、多尿、膀胱炎等情况，都与肾功能息息相关。

另外，中医认为肾还有贮藏人体精气的作用，因此冬季补肾十分重要。肾功能良好可以帮助身体抵抗寒冷与衰老。

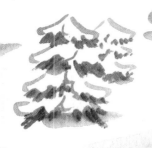

冬季饮茶

体寒 可饮杜仲茶或肉桂红茶（第110页），这两种茶都有暖身健肾的作用。肉桂在暖身方面的效果尤其显著，还能缓解寒冷带来的多种疼痛。

流感 防治流感可饮板蓝根茶。板蓝根茶对抑制病毒、细菌有较好作用，还可缓解发热、喉痛等。

疼痛 可饮红花茶。红花茶有改善血液循环、缓解神经痛及痛经的功效，还可用于缓解更年期症状，可以说是女性的朋友，但要注意孕妇忌饮。

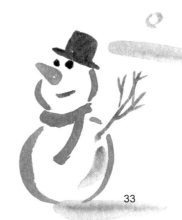

保护颈部、腰部、脚踝

冬季养生要注意多穿衣，保证身体热量不外散，外界寒气不侵体，尤其需要注意对颈部、腰部、脚踝这三个部位的保护。这三处保护得好，会让人暖和很多。

与肾功能息息相关的肾俞穴位于腰部，因此保护腰部十分重要。可以使用轻薄腹带、暖身贴等保暖物品。

保证充足睡眠

在冬季人们适合休养生息、储存能量，因此比任何季节都需要充足的睡眠。中医认为，冬天早睡晚起是最理想的。日出前阴气盛，易使身体受寒，起床的时间最好在太阳出来以后。

因工作不能晚起时，要尽量注意保暖，晚上早睡。

半身浴和按摩

泡澡可以从内部温暖身体，特别推荐大家尝试水位到胸口的半身浴。身心放松，享受 20 分钟左右。水中还可放入柚子皮、柑橘皮等有舒缓心情作用的果皮。

手脚冰凉时可通过按摩促进血液循环，泡澡时按摩效果更好。平时简单的搓手搓脚也有效果。

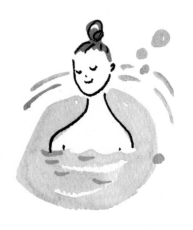

不宜长时间开空调

寒冷的冬天，空调是必不可少的取暖手段。但是，如果空调开得温度太高，就会造成室内与室外温差增大，外出时身体必须应对这种剧烈的温差，会对血管造成很大负担。

有些地方空调温度太高，甚至让人感觉燥热。这时如果出汗，就会使身体热量流失。因此，出门在外要根据温度增减衣物。

避免剧烈运动、节食减肥

中医认为，剧烈运动会消耗精力，而冬季需要储存能量，因此最好不要进行剧烈运动与节食减肥。冬天为防止体寒，需要较多能量，要注意摄取营养。

多食温热食物

冬季除了利用衣物、暖气、空调等方式取暖，还可以通过饮食由内而外地温暖身体。例如，热汤、火锅等温热饮食就是冬天再合适不过的选择，食用时可多加蔬菜，补充营养。另外，做菜时加入一些葱姜蒜调味，也有较好效果。

冬天注意补肾

中医讲"肾藏精"，肾功能减弱会加速人的衰老。冬季肾的工作量加大，需格外注意保养。寒冷是加重肾负担的元凶，应该双管齐下，做到内外保暖。同时，可以进补一些健肾的食材。

另外，情绪波动也是伤肾的原因，要注意精神调养，保持心绪平静。

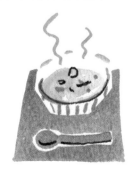

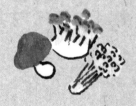
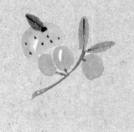

冬季推荐食材

✳ **羊肉、鸡肉、虾、洋葱、韭菜、南瓜、核桃等**

　　有暖身御寒的作用，其中羊肉的驱寒效果尤其显著。羊肉、虾、韭菜还有助于缓解尿频。

✳ **黑芝麻、黑米、黑木耳、黑豆、桑葚干、栗子、海藻类等**

　　中医认为，黑色食材可补肾活血，意欲养肾的女性朋友，可四季食用。

✳ **菌类**

　　可提高免疫力，预防感冒，应对花粉症。

✳ **柑橙、金橘、柚子等**

　　富含维生素 C，有预防感冒、缓解咳嗽的作用。

一日养生

四季有阴阳变化，一日之中也有阴阳变化，养生的关键便在于顺应这种变化。一日养生与四季养生有相通之处，晨、午、暮、夜分别对应春、夏、秋、冬。

 夜

- 避免读书或看手机、电视等到深夜，过度用眼用脑会消耗阴液；
- 深夜不要进食；
- 为保证在属阴的时间段睡眠，晚上应 11 点前入睡。

提高睡眠质量

可按揉"失眠"穴，能将白日紧张兴奋的神经舒缓下来，更好地入睡。泡澡时也可按摩此穴位。

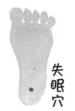

失眠穴

位置：脚底后跟部，脚底正中线与内、外踝尖连线相交处。

 晨

- 早起沐浴晨光，吸收阳气；
- 开窗户，深呼吸，伸伸懒腰，还可以散步、慢跑，让大脑清醒；
- 通过果汁、蔬菜汤等吸收水果蔬菜的自然甘甜，补充元气。

精力不足或易贫血的朋友

可在起床前逐个伸屈手指，有利于促进血液循环。另外，睡个回笼觉也有较好效果。

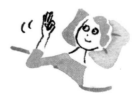

 暮

- 不给身体增加负担，安静度过；
- 晚饭要吃得早、吃得少；
- 晚饭后适当休息。

 午

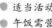
- 适当活动；
- 午饭需营养均衡、食材丰富；
- 午睡养心。时间不允许的情况下，可闭目养神。

第三章

日常保健

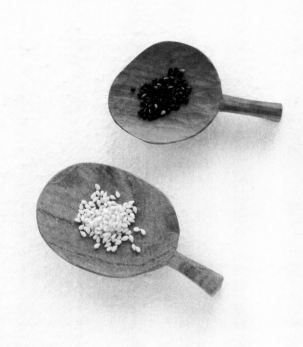

肩膀酸痛

　　长时间伏案工作、运动不足、压力大等，都是引起肩膀酸痛的原因。肩膀酸痛表现为自颈部至肩部、背部的肌肉变得僵硬，有时伴有头痛、视疲劳、恶心等症状。

　　中医认为，肩膀酸痛是由"气、血、水"循环不良引起的，具体原因如压力和疲劳致气机运行变差，寒冷使血液循环不良，内脏疾病使身体水液代谢不畅等。首先应该认清自己肩酸的原因，重点改善"气、血、水"的循环。其次平时注意从身体内部进行调理，改善体质。

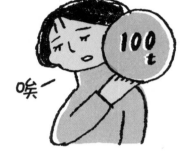

找出您的类型

　　在下列项目中选出符合自身情况的选项，勾画最多的一栏即为您的类型。

☐ 颈部至背部肌肉僵硬	☐ 肩部感觉沉重	☐ 压力大	☐ 经常感到肩部、背部疼痛
☐ 经常保持同一姿势	☐ 身体浮肿	☐ 口渴	☐ 呈针扎似的痛感
☐ 常使用电脑	☐ 恶心	☐ 食欲不振或食欲过强	☐ 体寒，头颈部发热
☐ 头痛	☐ 食欲不振	☐ 感到喉咙堵塞	☐ 易出现黄褐斑和痣
☐ 有打喷嚏、流鼻涕等感冒症状	☐ 腹泻	☐ 便秘	☐ 痛经严重
☐ 眼睛疲劳	☐ 头晕	☐ 失眠	☐ 脸色发黑
↓	↓	↓	↓
急性型	水滞型	气滞型	血瘀型

急性型

如今，人们在工作和生活中经常使用电脑、手机等，容易引起眼疲劳。长时间保持同一姿势，会导致急性肩膀酸痛。

这种由外因引起的肩酸可通过肌肉拉伸、按摩等方法缓解。同时，此病慢性化的情况较为常见，需注意做好日常护理。

感冒初期有时也会出现肩膀酸痛的情况，多伴有寒战、流涕、关节痛等症状。这时需要保证身体温暖，静心休养。

🔵 对症下药

服用葛根汤、桂枝汤等，可缓解肌肉僵硬。

水滞型

水液代谢不良，会导致体内多余水液积聚。中医认为水湿黏滞，若造成经络受阻，就会产生肩膀酸痛的情况。此多由肠胃不调引起，伴有浮肿、食欲不振等症状。需调整肠胃功能，改善水液循环，从身体内部进行调养，增强体质。

🔵 对症下药

服用二术汤、半夏白术天麻汤等，可助身体排除多余水分。

气滞型

气滞型肩膀酸痛的特征是，由压力、疲劳引起身体气机运行不畅，导致肩痛时现时消。压力过大还会带来失眠、肠胃功能障碍等问题。

芳香疗法、半身浴等都是消除压力的好方法。

🔵 对症下药

服用大柴胡汤、加味逍遥散等，可缓解紧张情绪。

血瘀型

体寒导致血液循环不畅，继而引起肩膀酸痛。这种类型的肩酸，一般会伴有头痛、痛经、皮肤问题等。首要的改善方法是防止身体受凉，最好能经常泡澡。

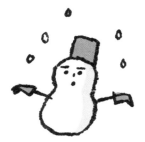

🔵 对症下药

服用桂枝茯苓丸、当归芍药散等，可促进血液循环。

肩膀酸痛

饮食养生

辣味蔬菜可促进血液循环

血液循环不畅是造成肩膀酸痛的重要原因，为促进血液循环，可在饮食上注意多吃辣味蔬菜。

有活血作用的洋葱、韭菜、河鳝，以及有暖身作用的青椒、生姜、大蒜、茴香、鳗鱼等，都有改善肩酸的功效。

荞麦面也有促进血液循环的作用，但其本身属寒凉食物，最好牛肉、韭菜与大葱等一起食用。

穴位按摩

肩井穴

肩膀酸痛时，我们会不自觉地捏一捏，这时手触碰的位置就是"肩井"穴所在之处。按揉肩井穴，能促进血液和淋巴液的流通，使肩部放松，对上述几种类型的肩酸都有较好的缓解作用。

肩井穴的具体位置：低头时后颈部突出的骨头与肩峰连线的中点，按之略有凹陷处。

右手（左手）的食指和中指放在左侧（右侧）肩膀的肩井穴处，左右交替用力按揉。每次每侧各按10秒，重复10次。

提示：

按揉穴位时，若感觉痛感明显，则表明穴位寻找准确。

用萝卜叶入浴，放松身心

①将萝卜叶尽量切细碎；

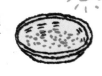

②放入笸箩等盛器，在阳光下充分晒干；

③将晒干后的碎叶装入网袋或茶袋中，入浴时使用。

将天然植物用作沐浴剂，已有很长的历史，以前称作"药浴"。端午时的菖蒲浴，冬至时的柚子浴，都广为人知。

血瘀型的肩膀酸痛，可以尝试用药浴温暖身体，放松僵硬的肌肉。

日常生活中，可以用萝卜叶泡澡，简单有效。萝卜叶有暖身作用，晒干后成分浓缩，效果更佳，且便于保存，可供一年中随时使用。

甩臂动作去疲劳

人的很多重要器官都在上半身，因此与下半身相比，它更容易因过度劳累，导致头部、眼部疲劳和颈肩部酸痛。

此处向大家介绍的甩臂动作，参照了中国武术里的基本招式，能缓解上半身的紧张，改善血液循环，保持身体上下平衡。除此之外，还有消除肩酸、清醒头脑、放松身心的作用，简单有效，适用于日常生活中随时练习。

养生
小贴士

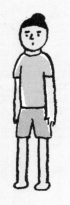

1
两脚分开，与肩同宽，保持平行，放松两膝和双臂。

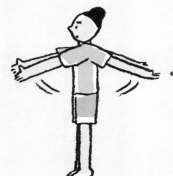

2
先小幅度地甩开双臂，然后逐渐增大甩动幅度，直到与肩同高。

放松

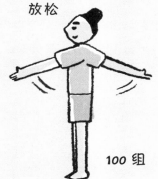

100组

3
双臂甩到与肩同高后，继续前后摆动，保持摆至与肩同高的幅度。2次为一组，共做100组。

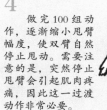

4
做完100组动作，逐渐缩小甩臂幅度，使双臂自然停止甩动。需要注意的是，突然停止甩臂会引起肌肉疼痛，因此这一过渡动作非常必要。

吸气　　呼气

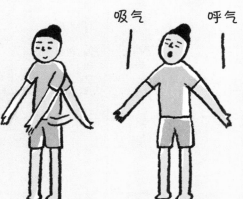

5
深呼吸3次，意念中将体内浊气呼出。用力眨眼3次，默念"结束"。之后轻轻活动手足，使身体放松，完成整套动作。

第三章

日常保健

寒证

寒证的表现因人而异，或指尖、脚尖冰凉，或面热而下半身冷，会导致头痛、肩酸、眩晕、痛经、月经不调、不孕等问题。

冬季寒冷容易导致体寒，如今夏季过度使用空调，也使越来越多的人因出现寒证而烦恼。

人体极易上热下寒（上半身集热、下半身聚寒）。中医认为，体寒影响气血循环，乃万病之源。因此，一年四季都要注意身体保暖。

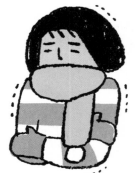

找出您的类型

在下列项目中选出符合自身情况的选项，勾画最多的一栏即为您的类型。

☐ 全身感到强烈的寒冷	☐ 腹部及手脚发凉	☐ 下半身发冷	☐ 指尖、脚尖冰凉
☐ 腰腿发冷、乏力	☐ 易腹泻	☐ 身体沉重、乏力	☐ 嘴唇青紫
☐ 无精打采	☐ 食欲不振	☐ 易浮肿	☐ 下体寒而头热
☐ 易疲劳	☐ 脸色苍白	☐ 关节发凉、疼痛	☐ 肤色差
☐ 尿频	☐ 腹部隐隐作痛	☐ 突然站起来或长时间站立时出现眩晕	☐ 易生冻疮、皮肤皲裂
☐ 易浮肿	☐ 肠胃虚弱	☐ 腹中有气过水声	☐ 手脚发麻、抽筋
↓	↓	↓	↓
肾虚型	脾虚型	水滞型	血瘀型

[肾虚型]

肾有为生命活动贮藏能量的作用。肾功能弱化，导致身体保暖能力不足，就会引起寒证。

由体质虚弱、慢性病、年龄增大等原因导致精力不足的人，也会出现此类寒证。

建议平时注意控制饮水量，常泡半身浴。

🔵 对症下药

服用八味地黄丸，恢复身体下降的机能，振作精神。

[脾虚型]

脾胃功能较弱，消化吸收能力差，不能为身体提供足够的能量，也会引起寒证。这种情况下，有时身体不觉得冷，其实脾胃早已受寒。要改善此类寒证，必须强健脾胃功能。

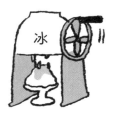

🔵 对症下药

服用人参汤，强化肠胃功能。

[水滞型]

水液代谢不良，体内水液积滞，会引起寒证。水液多积滞于下半身，因此下半身的寒气较重，身体易浮肿。应注意控制饮水和食盐的摄入量。

🔵 对症下药

服用桂枝加苓术附汤，其有发汗作用，可去除体内多余水分。

[血瘀型]

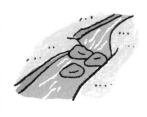

血液循环不畅易导致寒证。这种情况下，身体容易受寒冷影响，稍一受寒，便手脚冰凉。此类型的人应特别注意保暖，同时适当增加补血活血的食物，更有利于血流的通畅。

🔵 对症下药

服用温经汤，可改善血液循环，滋养肌肤。

饮食养生

多吃温热食物

我们平时吃的食物中，有清火的，有暖身的。中医从食性上，将食物分为寒、凉、温、热、平五性。具体内容可参见本书第94—97页。

身体受凉时，应少食寒凉，多食温热性食物。

一般来说，冬季收获的食材或生长在寒冷地区的蔬菜和根菜类蔬菜属于温热食物，而生长在南方的水果、夏季蔬菜等，大多属寒凉食物。

少食寒凉

● 要少吃西红柿、茄子、苦瓜、丝瓜、黄瓜、西瓜、柚子、柿子等。寒证人群早饭不宜食用香蕉。

● 白糖性凉，因此应少吃蛋糕、冰激凌等甜品。想吃甜食时可用黑糖类食物代替。

多食温热

● 推荐牛肉、羊肉、鸡肉、鳗鱼、韭菜、洋葱、茴香、大蒜、生姜、胡椒等温热食材。

● 西洋参有补气强身的功效，可用热水冲泡代茶饮，或与鸡汤一起炖服。高血压人群慎食。

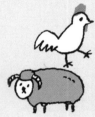

穴位按摩

手背向上，于手腕上折时出现的腕背横纹中央凹陷处取穴。

用另一只手的拇指按揉阳池穴，每次按揉6秒，重复10次。

阳池穴

阳池，积存身体阳气之池之意。阳池穴可生发阳气，促进血液循环，保持内分泌平衡，改善肾功能，因此又被称为"万能之穴"。

提示：
将两手的阳池穴对贴，手背互相摩擦，也有较好的效果。

肾俞穴

肾俞穴可有效缓解腰痛，增强肾功能，改善下半身的寒凉，调理全身。

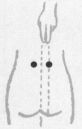

肾俞穴位于腰部第2腰椎棘突向左右各旁开2横指处。

提示：
痛感较强时，应减轻按揉力度。

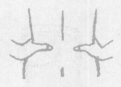

两手放于腰部，用拇指按揉肾俞穴，每次10秒，重复10次。

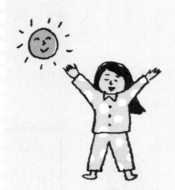

一天之计在于晨

中医认为，我们用来温暖身体的能量，也可以从早晨的阳气中获得。

建议大家在早上起床后，沐浴晨光，做深呼吸，伸展肢体。不可忽略早饭，尽量吃温热食物。

半身浴和足浴，让身体由内而外热乎乎

对寒证人群来说，保证腰腿部的暖和是十分重要的。洗澡时仅靠淋浴远远不够，最好养成四季泡澡的习惯。泡澡时可加入柚子皮、柑橘皮、萝卜叶等具暖身效果的"泡浴剂"。

在这里还要向大家推荐半身浴和足浴。半身浴不会给心脏造成负担，而足浴比较方便，两者对暖身都有良好效果。

半身浴
● 在40℃左右的热水里泡20分钟，热水浸到胸口处，胸口以上部位和双臂不浸入水中。
● 肩部感到冷时，可披盖上干毛巾，防止上半身着凉。

足浴
● 在水桶或深盆里倒入44~45℃的热水，没过双脚。旁边放上暖瓶，随时添水，保持水温。
● 在足浴水中滴入薰衣草精油，能提升放松效果。精油的选择也可根据自己的香味喜好，不必过分拘泥于其本身的功效。

身心得到放松

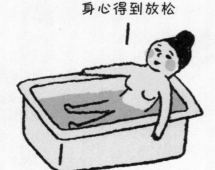

暖乎乎

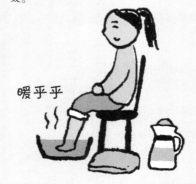

月经问题

痛经、月经不调、经前身体不适等，都属于月经问题。对于不少女性朋友，这些问题往往定期"到访"，给她们成很大困扰。

中医认为，月经不调的主要原因是血液循环不畅、血液不足、压力导致的气机不调等。痛经则是因体寒致血液循环变差、血液黏稠滞留体内（中医称之为血瘀）引起的。改善这些情况的基本方法就是尽量减轻身体的寒凉和压力，同时要避免不合理的节食减肥和生活节奏紊乱。这些事项不仅在月经期间，在日常生活中也要注意。

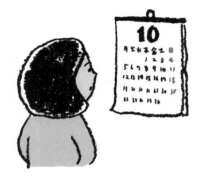

找出您的类型

在下列项目中选出符合自身情况的选项，勾画最多的一栏即为您的类型。

☐月经量少	☐痛经严重，多为刺痛	☐月经不规律	☐月经量少
☐头晕、心悸	☐经血呈暗褐色	☐腹胀	☐经期感到腰部沉重乏力
☐月经周期后半程至经期结束，时有腹痛	☐经血结块	☐压力大	☐小腹寒凉
☐痛经时，手按腹部，疼痛减轻	☐易长黄褐斑或粉刺	☐经前乳房胀痛	☐易腹泻
☐脸色苍白，无光泽	☐肩膀酸痛	☐感到喉咙堵塞或胸闷	☐平时体温偏低
☐皮肤干燥、粗糙	☐脸色暗黑	☐情绪焦躁	☐怕冷，手脚易发凉
↓	↓	↓	↓
血虚型	血瘀型	气滞型	体寒型

血虚型

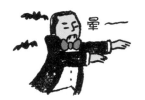

体内血液不足、循环不良，造成月经不调或无月经，有时伴有头晕或起身、久站时眩晕。可多吃有益于补血的食物，参见本书第7页。

● 对症下药

服用当归芍药散，使血液量恢复正常。

血瘀型

污浊黏稠的血液阻碍正常的血液循环，易造成经血外排困难，但身体必须强行将经血排出，从而引起痛经。注意不能让身体着凉，保证良好的血液循环，可吃洋葱、茄子、裙带菜、紫菜、黑木耳、鸭血、山楂、菊花、红花等食物，降低血液黏度。

● 对症下药

服用桂枝茯苓丸，可促进气血循环，有效缓解痛经。

气滞型

压力导致气滞，常会引起经前期综合征（PMS）。这种情况，中医多认为是肝气郁结，导致气血运行不畅。可多吃菠菜、荠菜、豌豆苗、春笋、莴苣、芹菜、小松菜等绿色蔬菜和柑橘类等香气食材。

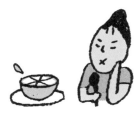

● 对症下药

服用加味逍遥散，使气血循环起来。

体寒型

身体寒凉导致血液循环不畅，会加重痛经。小腹疼痛的同时，多伴有头痛、腰痛、腹泻等症状。小腹疼痛严重时，可用怀炉、暖贴温暖腹部，利用足浴由内而外暖身。

喝一杯肉桂红茶也有暖身止痛的效果，参见本书第110页。

● 对症下药

服用温经汤和当归四逆加吴茱萸生姜汤，促进血液循环。

月经问题

生活规律要与内分泌周期相符

　　健康的女性，借助雌激素和黄体素两种女性激素的分泌，身体重复着有规律的变化。重复周期因人而异，一般约为28天，期间又可分3个阶段。了解每个阶段的特点，对维持身体健康十分有帮助。

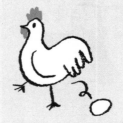

①月经期：痛经容易造成情绪低落，还可能引起身体乏力、肌肤敏感、腹泻、恶心、腰痛、头痛等。这一阶段，身体的精力和血液不足，出现气血两虚的状态，因此不宜过于劳累，最好静心休养。

②卵泡期：雌激素分泌增多，精力充沛，身心状态良好，适宜各种活动，减肥可选择这段时间。

③黄体期：排卵后，黄体素分泌增多，体温升高，皮脂分泌也变得活跃，皮肤容易出现粉刺、干燥等情况。同时，还有可能出现经前期综合征，心情焦虑、烦躁，精神不振。这一阶段不应将日程安排太满，要留出空闲时间。

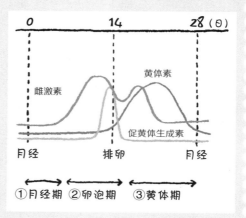

经前期综合征（PMS）

　　经前期综合征（PMS）表现为月经来潮前情绪焦躁、身体倦怠、头痛、困乏、皮肤出现问题等。一般认为，引起PMS的原因是经前黄体素分泌剧增造成的。而中医认为，情志不遂，肝气郁结是造成PMS的重要原因。

　　肝气不调，会造成整个机体气血循环不畅，导致精神不安，焦躁易怒。这时可以饮用能放松身心的玫瑰花茶、甘麦大枣茶，或享受薰衣草、薄荷的精油SPA，静气宁神，消除压力。

养生小贴士

食用红花

红花有改善血液循环的作用，可在痛经、月经不调时食用。食用方法多样，如与其他食材同炒、泡茶、制成红花酒（参见本书第 117 页）等，以适合自己为最好。但要注意的是，孕妇禁止食用。

红花茶的制作方法：

用 300mL 红茶冲泡 10 根红花，可改善痛经和体寒。

体寒时食黑糖

改善月经问题，最基本的是保证子宫周围部位不受寒，尤其推荐那些体寒的朋友食用黑糖。做菜时需要增加甜味时，以黑糖为宜，不仅能够促进血液循环、温暖身体，还有放松心情的作用，能有效缓解经前情绪焦躁的情况，比属凉性的白糖更合适。

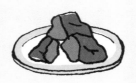

穴位按摩

关元穴位于肚脐下 4 横指处。

关元穴

关元穴有养"气"的作用，对气虚造成的痛经和月经不调有较好效果。此外，还能缓解失眠、体寒、肠胃不适等问题。

提示

手指按压穴位的同时呼气，手指松开时吸气，效果更佳。

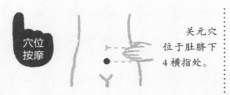

将两手食指或中指叠放于关元穴处，按 6 秒钟。此动作重复 10 次。

三阴交穴

三阴交穴是人体的一个重要穴位，脾经、肺经、肾经三条经脉交会于此。按摩三阴交穴，可促进全身的血液循环，缓解痛经和月经不调，祛除体寒，调节分泌。

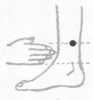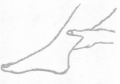

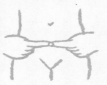

三阴交穴位于足内踝高点上 4 横指、胫骨内侧面后缘稍凹陷处。

拇指放于三阴交穴处，往胫骨方向用力按压。

提示

每次 6 秒，每只脚此动作重复 10 次。

第二部 日常保健

肠胃不适
（食欲不振、胃痛、积食、腹泻）

肠胃位于人体的中央，中医认为，肠胃功能减弱，会引起气、血、水的不足或运行紊乱。胃与五脏中的脾相合，因此肠胃的消化吸收功能又与主运化的脾有关。脾功能下降，会引起消化不良、食欲不振、积食、腹泻等问题。

脾的健康状况体现在嘴唇上，若唇色黯然无光，则是肠胃发出的危险信号，需要注意饮食应利于消化，减轻肠胃负担。

另外，压力也是造成肠胃不适的重要原因。在避免暴饮暴食和饮食生活不规律的同时，还应找到消除压力的方法。

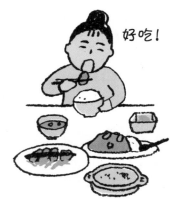

好吃！

找出您的类型

在下列项目中选出符合自身情况的选项，勾画最多的一栏即为您的类型。

□ 腹部寒凉	□ 胃隐隐作痛	□ 胸口或腋下发胀	□ 有腹胀感
□ 感到腹部发冷、疼痛	□ 空腹时胃痛加重	□ 爱打嗝	□ 排便不畅
□ 易腹泻	□ 多吃不胖	□ 压力大时会腹痛	□ 胃部有堵塞感
□ 舌苔厚白	□ 受凉后肠胃状况更差	□ 胃痛如针扎般	□ 胃灼热
□ 温暖腹部后症状缓解	□ 食欲不振	□ 易发口腔炎	□ 吃饭不规律
□ 脸色苍白	□ 早晨无食欲	□ 便秘和腹泻反复交替	□ 心情容易抑郁
↓	↓	↓	↓
体寒型	脾虚型	气滞型	积食型

［ 体寒型 ］

身体受凉，影响肠胃的消化吸收，导致气血循环不良。针对这一类型的肠胃问题，最重要的是避免着凉。夏天也尽量少吃生冷食物。

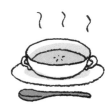

● 对症下药

服用安中散，可有效缓解胃痛、腹泻等。

［ 脾虚型 ］

脾气虚弱，会导致体力和抵抗力下降。多吃却不胖，也是食物得不到充分消化的缘故。针对这种类型的肠胃问题，要注意多餐少食。饮水不可一次过量，同时控制刺激性食物的摄入。

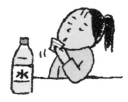

● 对症下药

服用六君子汤，有健脾功效，可改善水液循环。

［ 气滞型 ］

压力积累会导致肝气郁结，出现消化不良，便秘和腹泻反复交替发生的情况。可多吃萝卜、韭菜、小松菜等蔬菜以及柑橘、葡萄柚、猕猴桃等酸味水果。大家要尝试着寻找适合自己的减压方法。

● 对症下药

服用柴胡桂枝汤或半夏泻心汤，促进气机运行通畅。

［ 积食型 ］

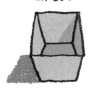

断食！

暴饮暴食或过量食用不易消化的食物，致肠胃容量达到顶峰，造成负担，使其不能正常工作。针对这类问题，可以尝试能将肠胃排空的方法。假如难以做到，应暂时停止进食，给肠胃留出休息的时间。

● 对症下药

服用平胃散，有助消化，消除胃积食、腹胀等。

肠胃不适

胡椒暖胃

寒冷会引起胃痛、腹泻、食欲不振等症状，可以食用有暖胃、改善气机运行作用的胡椒，能有效缓解疼痛和不适。

需要注意的是，胡椒食用过多会刺激胃黏膜，因此切忌过食。

山楂开胃

山楂促消化，可在胃功能不良时食用。同时，它还能促进脂肪代谢，因此也可用于吃多了油腻食物的情况。山楂有多种食用方法，可水煎代茶饮或煮食，也可做山楂酒饮用。

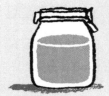

山楂酒的制作方法：
取山楂 100g，放入1L 的烧酒里，浸泡 1 个月左右。每日饮 30~50mL 为宜。

柑橘类水果可改善消化不良

陈皮是将橘皮晒干或低温干燥后制成的，常用于改善消化不良，有促进体内气机运行、缓解胃部不适的作用。可水煎后取其汤汁煮粥。除此之外，柚子皮也有助于舒缓焦虑心情、增强肠胃功能，可泡茶、煮菜、煮粥等。

梅干健胃

梅干历来被用于治疗食欲不振和伴有恶心症状的腹泻。它有杀菌作用，可调理肠胃、温暖身体。每天早上喝梅酱茶，能强健肠胃功能。

梅酱茶的做法：

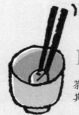
1 将梅干放入茶碗，用筷子将其捣碎；

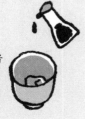
2 加入少量酱油和姜汁；

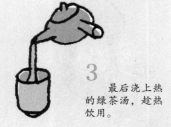
3 最后浇上热的绿茶汤，趁热饮用。

养生小贴士 · 柑橘类芳香精油可缓解食欲不振

食欲不振时，可利用葡萄柚、甜橙、蜜橘等柑橘类水果的清香来缓解。将此类芳香精油在手帕上滴1~2滴闻吸，有增进食欲的效果。

另外，泡半身浴时加入柑橘类芳香剂，不仅可以有效暖身，还能强健肠胃。

穴位按摩

下痢点穴

腹泻时，我们按下痢点穴，会有强烈的痛感，能有效控制便意。

下痢点穴位于手背中心偏无名指处。

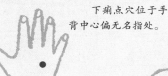
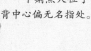

提示：
两侧穴位各按10次。

用拇指用力按揉。

中脘穴

可强健肠胃，解决食欲不振。

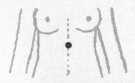

中脘穴位于胸骨体下端与肚脐连线的中点。

提示：
艾灸中脘穴或用怀炉温暖此穴位，也能收到良好效果。

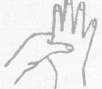

两手中指叠放于中脘穴，慢慢地按、揉，重复10次。胃痛时，可边呼气边按。

针对食欲不振的脚掌按摩法

人体各器官在脚掌有着相对应的区域，即所谓的"足部反射区"。用按摩手法刺激肠胃所对应的部位，可以有效解决食欲不振的问题，建议大家在饭后尝试。

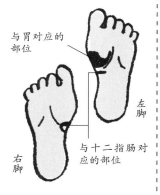

与胃对应的部位

左脚

右脚

与十二指肠对应的部位

按摩步骤：
①按摩左右脚心各3分钟；
②按摩右脚底对应于十二指肠的部位1~2分钟；
③按摩左脚底对应于十二指肠的部位1~2分钟；
④按摩左脚底与胃对应的部位1~2分钟；
⑤按摩左右脚心各3分钟。

便秘

　　许多女性朋友被便秘所困扰。便秘会使皮肤失去光泽，带来心情烦躁、腹胀等不适。中医认为，气虚是导致便秘的主要原因之一。气虚致肠道运作乏力，从而大便难以排出。另外，压力引起气滞，使肠道动力减弱，也是便秘的重要原因。

　　要解决便秘，创造一个容易排便的肠道内环境是很重要的。这如同用铁铲挖开淤泥、再用水冲走的"疏浚脏水沟"的工作。含丰富膳食纤维的食材就扮演着铁铲的角色，可以将附着于肠道的污物剥离，再通过摄入足量的水分，将大便排出体外。

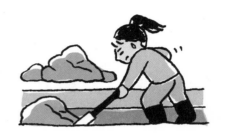

找出您的类型

在下列项目中选出符合自身情况的选项，勾画最多的一栏即为您的类型。

☐ 大便干硬	☐ 大便开始时干硬，逐渐变成水样便	☐ 大便干结成块	☐ 便秘和腹泻反复交替
☐ 头痛	☐ 手脚发凉	☐ 皮肤无光泽	☐ 大便一次排不尽，感觉有余便
☐ 肩膀酸痛	☐ 腹部寒凉	☐ 手脚发热	☐ 压力大
☐ 面红头热	☐ 大便细短	☐ 盗汗	☐ 焦躁易怒
☐ 喜喝冷饮	☐ 多腹痛	☐ 头晕或起身时眩晕	☐ 腹胀
☐ 喉咙易发干	☐ 感觉身体沉重	☐ 嘴唇易干燥	
↓	↓	↓	↓
热秘	寒秘	燥秘	气秘

[热秘]

　　身体燥热致体液减少，肠道大量吸收水分，造成大便干硬。针对热秘，需要散发体内郁热，调节水分平衡。建议大家每天早上吃一根香蕉，会起到清热润肠的效果。

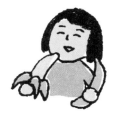

🔴 对症下药

　　服用防风通圣散或桃核承气汤，清热通便。

[寒秘]

　　腹部受寒引起的便秘，特点是大便前段干硬，后段变软，甚至成水样。改善寒秘，首先要温里散寒，恢复肠道动力。可适量摄入生姜、洋葱、韭菜、茴香、大蒜等暖身食材，少食生蔬和热带水果。

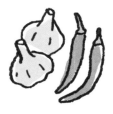

🔴 对症下药

　　服用桂枝加芍药大黄汤，适合身体寒凉、体力差的朋友。

[燥秘]

　　排便习惯不好、肠液分泌不足，使肠内环境干燥，造成大便干结难排。这种情况下需要经常补充水分，润肠通便。饮水量以每日 1.5L 为宜。

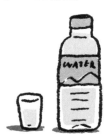

🔴 对症下药

　　服用润肠汤或麻子仁丸，调节体内水分平衡。

[气秘]

　　由精神压力引起的便秘，多因气滞引起肠蠕动异常。对此需要消除压力，缓解腹部紧张。平日忙碌的朋友，可充分享受芳香浴，放松身心。

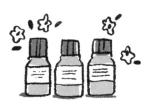

🔴 对症下药

　　服用加味逍遥散，维持自主神经平衡。

第二章　日常保健

55

便秘

每天清理肠道

如果将剩菜残渣弃置于室温 36℃的室内，过了 24 小时后会怎么样呢？结果可想而知，一定会腐烂变质。我们吃过的食物若堆积在肠道内不消化，便是这种情形。

想清理肠道，请一定多吃下列 3 类食物。

●含丰富膳食纤维的食物

人体不能消化的食物成分（如膳食纤维）可以吸收水分，缓解大便干燥，从而顺利排便。膳食纤维含量丰富的食材有牛蒡、韭菜、芹菜、红薯、苹果、香蕉（寒秘类型的人要少吃）和豆渣。

●含乳酸菌类食物

乳酸菌能够刺激大肠，使大肠作用活跃。此类食物有酸奶、奶酪、味噌、泡菜。

松子

可润肠通便，解决便秘问题。在这里向大家推荐一款松子粥，具体做法是在 0.18L 的大米里加入一大匙松子一起煮粥。如果再加入黑芝麻或核桃，则效果更佳。

黑芝麻

可强肝健肾，有补血功效，对解决受寒和肠道干燥引起的便秘，效果尤其显著。

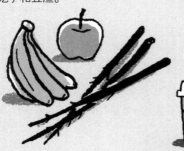

苹果

在饮食以肉食为主的欧美国家，人们很早就喜欢将苹果做成果酱食用。苹果含有丰富的膳食纤维，不仅可以防治便秘，还有润肤美容的效果。

●润肠食物

此类食物的油分可以润肠通便，如芝麻、核桃、松子等。

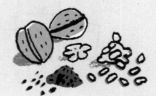

保证健康的生活规律

感觉到便意却忍住了，大家有没有这种经历？日常生活中，确实有许多诸如正在工作、外出不便而导致不能及时如厕的情况。长期如此，会使肠道感觉迟钝，对便意不再敏感。而且，大便在肠道长时间滞留，会使水分流失，导致干硬，不易排出。因此，应尽量改掉排便拖延的习惯，有便意就要及时解决。

此外，有规律的饮食、适度运动、适时摄取水分、腹部保暖等，也是解决便秘问题的基本做法。大家应审视自己的日常生活，养成有规律的作息习惯。

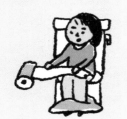

顺时针按摩腹部

按摩腹部可以促进肠蠕动，从而缓解便秘。平躺屈膝，两手除拇指之外的手指叠放，沿顺时针方向按揉肚脐周围。按摩力度以腹部感到舒适放松为宜。

也可按以上按摩方法刺激天枢穴，调节消化器官功能。建议每天在睡前或醒后各做30次。

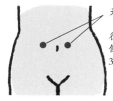

天枢
（从肚脐往左右两侧各旁开3横指处）

穴位
按摩

大肠俞穴

可促进肠道活动，消除腹部不适，对缓解便秘和痛经都有较好效果。

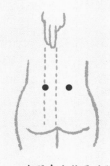

大肠俞穴位于后腰部，从第4腰椎棘突下往左右两侧各旁开2横指处。

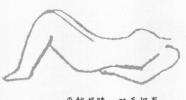

平躺屈膝，双手握拳放到腰下，使食指关节抵按大肠俞穴。

提示：
重点刺激左侧大肠俞穴，效果更佳。每次10秒，重复10次。

腰痛

长时间伏案工作、开车、剧烈运动等，都会对腰部造成压力，导致血液循环不良，引起腰痛。

对腰部进行热敷，或泡半身浴由内而外地温暖身体，对于改善血液循环十分重要。另外，暂时性的血液循环不畅如果反复发作，就会逐渐演变成慢性腰痛。

中医认为，体寒和血瘀，导致肾功能下降，是引起腰痛的主要原因。腰为"肾之府"，与掌管生长、发育、生殖的肾密切相关。食用补肾的食材也有强腰健骨的作用，可参见本书第 11 页。

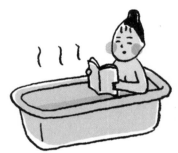

找出您的类型

在下列项目中选出符合自身情况的选项，勾画最多的一栏即为您的类型。

☐腰部寒凉	☐固定部位有刺痛感	☐慢性钝痛感
☐持续性腰痛	☐活动时腰痛加剧	☐腰腿倦怠无力
☐下半身水肿	☐腰部有压痛	☐一运动就感到疲劳
☐工作场所寒冷	☐腰部肌肉僵硬	☐耳鸣
☐身体沉重懒倦	☐夜间腰部疼痛	☐休息后疼痛减轻
☐温暖腰部则疼痛减轻	☐热敷后疼痛减轻	☐头晕
☐阴雨天加重	☐肩部酸痛	☐听力差
⬇	⬇	⬇
体寒型	血瘀型	肾虚型

[体寒型]

寒冷会造成腰部肌肉僵硬，产生疼痛，经常处在湿冷环境中的女性朋友要特别注意。应保证身体在一年四季不受凉，夏天也要常备短袜和开衫。另外，不要暴饮暴食，以免引起水分代谢异常导致腰痛。

🔖 对症下药

服用苓姜术甘汤，有利尿作用，可帮助身体排出多余的水分。

[血瘀型]

此种类型多由不正确的坐姿或平日不注意养生引起。中医常说"不通则痛"（气血运行受阻就会产生疼痛），此种类型的痛感一般比较强烈。做事不要勉强自己。可食用洋葱、黑木耳、三七粉、红花等活血之品，改善血液循环。

🔖 对症下药

服用疏经活血汤，可止疼痛，改善血液流通。

[肾虚型]

年龄增长、衰老、过度劳累等，会消耗肾的能量，使其不能再有力地支撑腰部。这种状态一直持续的话，会造成骨骼脆弱、肌力减退等后果。建议大家经常锻炼腹部和背部肌肉，增强体力，预防腰痛。饮食可参见本书第11页内容。

🔖 对症下药

服用牛车肾气丸，可改善水分代谢。

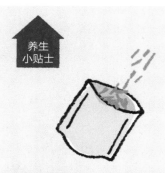

艾叶泡澡促进血液循环

艾叶有杀菌作用，能帮助身体排出毒素，改善血液流通。

将艾叶晒干，放入网袋或茶包中，用作泡浴剂。血行通畅后身体变暖，可使腰痛得以缓解。

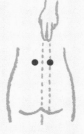

肾俞穴

有恢复肾功能的作用，可帮助缓解腰痛。除了用手按压穴位外，还可以用怀炉温暖肾俞穴周围。

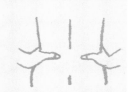

肾俞穴位于从腰部第2腰椎棘突往左右两侧各旁开2横指处。

双手放于腰部，用拇指按压肾俞穴，每次10秒，重复10次。

第二章 日常保健

59

头痛

感冒或血压突然升高时，容易引发头痛。此外，眼疲劳、肩膀酸痛、经前期综合征（PMS）、压力大等，也是造成头痛的原因。一般来说，通过缓解肩颈部肌肉的僵硬紧张，促进血液循环，就可以改善头痛。但是，若出现疼痛剧烈、持续时间长的情况，就有必要去医院接受检查。

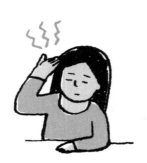

此外，中医认为，压力大、过度疲劳使气血循环变差，肠胃功能减弱，体内积存多余水分，月经前后供血不足等多种原因，都会导致头痛。

找出您的类型

在下列项目中选出符合自身情况的选项，勾画最多的一栏即为您的类型。

☐ 心情焦躁	☐ 肩膀僵硬酸痛	☐ 阴雨天头痛
☐ 面红头热	☐ 头部有紧束感	☐ 头发沉如顶着厚重的帽子
☐ 太阳穴痛	☐ 可伴有腰痛	☐ 恶心
☐ 头部胀痛	☐ 常表现为刺痛	☐ 无食欲
☐ 眼充血	☐ 运动会加重头痛	☐ 大脑空白
☐ 眼睛易疲劳	☐ 夜晚头痛加重	☐ 头晕
☐ 耳鸣	☐ 脸色暗黑	
↓	↓	↓
气滞型	**血瘀型**	**水滞型**

［气滞型］

压力大致使气机运行受阻，气郁结于头部，造成头痛。疲劳和睡眠不足引起的头痛也属于这一类型。这种情况下，一般肝气不畅，可多吃菠菜、春笋、香椿、荠菜、豌豆苗、茼蒿等绿色蔬菜。另外注意不要积攒压力。

对症下药

服用钩藤散、加味逍遥散等，促进气机顺畅。

［血瘀型］

此类型多因头颈长时间保持同一姿势或用眼过度，引起血液循环变差所致。这种情况下，可以揉按、温暖后颈部，按摩穴位，促进血液循环。经常伸展肢体，避免长时间在电脑前工作。

对症下药

服用桂枝茯苓丸，改善血液循环。

［水滞型］

不健康饮食或肠胃虚弱，导致体内水分积滞，从而引起头痛。水循环不畅，使营养不能输送到头部。这时，应考虑自己是否有饮食混乱的问题。推荐大家适量摄入芹菜、冬瓜、蛤蜊、薏米、红豆等，有助于去除体内多余水分，还能缓解宿醉引起的头痛。

对症下药

服用半夏白术天麻汤，有健脾功效。

养生小贴士

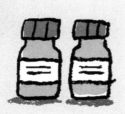

薄荷提神醒脑

薄荷有镇静的功效，头痛时可饮薄荷茶。还可以在热水里滴入薄荷精油，享受蒸汽浴，也可以用薄荷精油按摩放松颈肩部。薄荷的清凉感能够使人神清气爽，让头痛得到缓解。

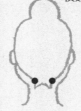

穴位按摩

风池穴

有利于促进头部的血液循环，不仅能够缓解头痛，对肩膀酸痛、眼疲劳、压力导致的精神不振都有较好效果。

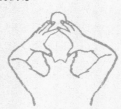

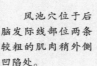

风池穴位于后脑发际线部位两条较粗的肌肉稍外侧凹陷处。

两手拇指置于风池穴，画小圆状按揉，每次10秒，重复10次。

浮肿

由于工作所需，不得不长时间站立时，就会引起脚肿；过度饮酒，导致翌日脸部浮肿等情况也时有发生。另外，经前黄体期，黄体素分泌旺盛，使水分容易积存，会导致全身浮肿。

中医认为，身体浮肿是由水滞引起的。肾与水分代谢息息相关，如果肾功能低下，使多余的水分不能以尿液的形式排出，就会导致身体浮肿。尤其要注意下半身浮肿，腹部受寒是其发生的重要原因。另外，脾胃虚弱的人，体内容易积聚湿气，往往会造成脸和手脚浮肿。

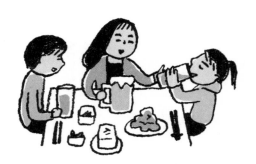

浮肿是身体出现故障的信号，要引起注意。

平时不可大意

当疲劳过度时，肾机能会悄然减弱，不可疏忽大意。口渴、尿量减少，都是肾功能不足的表现。这时，切忌放任不管，应尽快应对。最重要的是避免身体受凉，改善体寒状态，可食用暖身食材，尝试半身浴和足浴。

● 对症下药

服用五苓散，有利尿作用，可帮助身体排除多余水分。

其他伴发症状

☐ 手脚僵硬

☐ 身体发冷

☐ 肠胃虚弱

☐ 身体沉重懒倦

☐ 夏天易出现苦夏症状

☐ 多痰

☐ 猛然站起时出现眩晕

☐ 雨天易生病

饮食养生

食用利尿效果显著的食材，消除浮肿

●玉米须茶

玉米须有利尿作用，可有效调节肾功能。它不仅能够消除浮肿，对改善便秘、高血压、动脉硬化等也有较好效果。建议每日水煎，代茶饮。

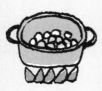

〈玉米须茶的做法〉

将玉米须放入开水中，煮沸取出，充分晒干后放入茶包备用。

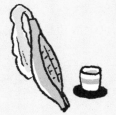

●黑豆、红小豆

黑豆和红小豆有利尿作用。煮豆时有效成分会融化在汤中，因此建议大家将汤和豆一起食用。还可以用煮豆的汤汁蒸米饭食用。

●薏米

薏米有增强肠胃功能和利尿的效果，可水煎代茶饮用，或完全做熟后与大米同蒸，做成薏米饭。

养生
小贴士

睡觉时垫高脚部

因从事需要长时间站立的工作而引起腿脚浮肿的朋友，可以在睡觉时将脚部垫高，起到消除浮肿的效果。

还可以进行足浴或采用自脚踝向上按摩整个小腿的按摩法。

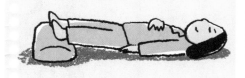

穴位
按摩

涌泉穴

可增强肾功能，调节体内水分平衡，消除脚部浮肿。

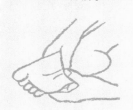

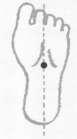

双手拇指叠放于穴位处，画小圈状按揉，每次10秒，重复10次。

卷足时足底掌心前部凹陷处，即为涌泉穴。

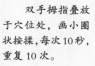

提示：

用吹风机将穴位周围加热后再按摩，效果更佳。

第三章 | 日常保健

头晕

头晕大致可分为两类——旋转性眩晕和轻飘感眩晕，常由耳部或脑部疾病、高血压病、自主神经失调等引起。有些暂时性的头晕，只要休息片刻就能恢复正常，一般不必担心。但突发性的剧烈眩晕或休息后仍不见好转的眩晕，要考虑可能发生脑梗死等情况，这时需要马上到医院就诊。

中医在改善慢性头晕方面有较好的效果。但保证饮食的规律性和良好的睡眠，通过散步适度地活动身体，是缓解头晕的第一步。

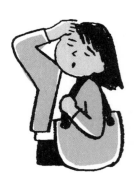

找出您的类型

在下列项目中选出符合自身情况的选项，勾画最多的一栏即为您的类型。

☐ 头晕眼花	☐ 感觉身体摇晃，有轻飘感	☐ 感觉天旋地转
☐ 耳鸣	☐ 差点摔倒	☐ 昏昏沉沉
☐ 头痛	☐ 眼前发黑	☐ 头部沉重
☐ 易焦躁	☐ 贫血	☐ 容易晕车
☐ 眼睛疲劳	☐ 气喘	☐ 总有困意
☐ 失眠	☐ 易疲劳	☐ 腹中有气过水声
☐ 心情郁闷	☐ 颜色苍白	☐ 雨天头晕加重
↓	↓	↓
气滞型	气血两虚型	水滞型

［气滞型］

身心压力大，容易导致肝气郁滞，如果不及时纾解压力，调畅气机，就会使气久郁而化火，进而气逆上冲，引起血压升高，产生头晕、恶心等。单纯性头晕、耳石症引起的头晕以及更年期出现的头晕也多属此类型。改善这种头晕，最主要的是消除压力。可饮用决明子茶和菊花茶。

对症下药

服用钩藤散，疏肝降逆，镇静安神。

［气血两虚型］

气血为人体能量之源，气血不足容易导致虚弱型头晕。肠胃功能下降或大病后出现的头晕，以及突然站起或长时间站立时出现的眩晕，都属于这种类型。改善方法是充分休息，可食用山药、菠菜、花生、葡萄干、红枣、黑芝麻、核桃、枸杞、阿胶、西洋参等补充气血的食材。

对症下药

服用十全大补汤，帮助身体恢复元气，补充气血。

［水滞型］

过度饮酒、过多食用甜食、体寒等，都会造成体内水分积滞，水聚可生痰，痰蒙清窍，就引起眩晕。首先，应该审视自己的饮食生活是否健康。可食用红豆、绿豆、冬瓜、丝瓜、鲫鱼、蛤蜊以及海藻类等有利于水分代谢的食材，还可饮用薏米茶。

对症下药

服用苓桂术甘汤，促进水分代谢。

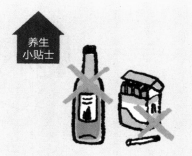

养生小贴士

少食辛辣和刺激性食物

辛辣调味料和含咖啡因等刺激性成分的饮料，易使神经兴奋，引起头晕。香烟和酒也是眩晕的导火索，应尽量控制。

穴位按摩

食指放在脚的大趾和二趾之间，向脚腕方向滑动，止于两骨结合（骨头根部）的凹陷处，按压有痛感，此处即为太冲穴。

太冲穴

治疗高血压的特效穴。能调节气机，镇静安神，对头晕、耳鸣、面红、潮热、烦躁、咽痛有效。

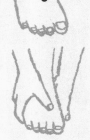

用拇指或笔杆头按压穴位6秒，双脚各10次。

易疲劳

感到疲劳时，就表明身体内部平衡受到了破坏，需要认真调养。多数情况下，通过休息和摄取营养便可以消除疲劳。但若长期疲劳堆积，则很难通过休息恢复。这种情况下，去医院一般也检查不出具体原因。中医认为，易疲劳的原因在于内脏机能下降，供身体活动的能量减少，或不能产生必需的生命能量。

年轻的朋友或许并不在乎，但体内失衡会一步步加重，依靠营养剂也只能暂时得到恢复。因此，应当及早注意养生。

找出您的类型

在下列项目中选出符合自身情况的选项，勾画最多的一栏即为您的类型。

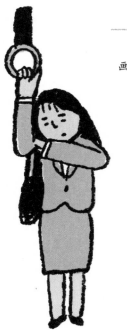

□无精打采，没有干劲　　□无食欲

□腰腿酸软无力　　　　　□胃积食

□容易气喘　　　　　　　□易腹泻

□夜晚不适加重　　　　　□易水肿

□头晕　　　　　　　　　□早上醒来心情差

□身体发冷　　　　　　　□饭后易犯困

□体质一直较弱　　　　　□皮肤和指甲粗糙

肾虚型　　　　　　　　　脾虚型

[肾虚型]

精神压力、过度工作、年龄增长等都会造成能量（即"肾气"）的消耗。要补气提气，就应该避免熬夜和不吃早饭。多吃黑色食材，如黑芝麻、黑豆、桑葚、核桃、海参、甲鱼、乌鸡、海藻类等，可强健人体的能量储备库——肾。

对症下药

服用八味地黄丸，可提高肾功能，补充虚弱的身体机能，增强体力。

[脾虚型]

脾胃虚弱，消化吸收功能下降，自然会气血不足，容易疲劳。面对这种情况，依靠不理智地多吃来增加体力是不可取的，反而会给人体造成负担。吃饭时应充分咀嚼，少吃油腻、生冷食物，避免身体受凉。

对症下药

服用十全大补汤，可补充气血，改善营养不良。

饮食养生

主食很重要

"气"字古时写作"氣"，里面有"米"，说明身体要产生气（能量），首先需要食用稻米等主食。可以将大米或小米做成粥、肉汁烩饭等食用。

建议在大米或小米中加入山药、南瓜、玉米、豆类等一起煮食。

●补气且易消化吸收的食材

山药、红薯、南瓜、土豆、卷心菜、毛豆、香菇、桂圆、桃、鸡肉、鳗鱼等。

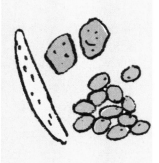

穴位按摩

涌泉穴

大多数人对涌泉穴并不陌生。它能够促进血液循环，使人精力充沛，缓解疲劳，消除浮肿。

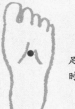

涌泉穴位于脚底足弓上方，脚趾弯曲时形成的凹陷处。

两手拇指叠放，用力按压涌泉穴，持续20秒左右，两脚各重复10次。

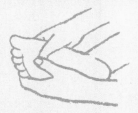

提示：

两手拇指往脚尖的方向用力，慢慢按压下去，也可用笔杆代替手指。

眼疲劳

视线模糊、眼睛充血、眼疲劳等眼部问题困扰着很多人。这多是由于长时间盯着电视、手机、电脑等电子产品的屏幕，导致用眼过度造成的。

中医认为，"肝主目"，眼睛的问题即反映出肝功能的问题。"肝藏血"，肝血不足导致营养不能输送至眼部。同时，肝气调和有助于自主神经平衡，掌控泪液的分泌，因此肝功能下降会使泪液分泌减少，造成眼干症状。眼疲劳问题不可小觑，应注意经常让眼睛放松休息，预防视力下降。

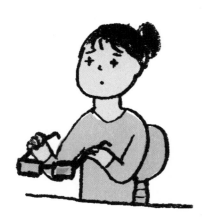

过度消耗精力导致肝血不足（肝血虚）

除过度用眼外，思虑过多、不合理的减肥等都会消耗肝血。睡眠是补充肝血的好方法，熬夜则会耗损肝血。工作生活压力大时，肝功能也会下降。

持续的肝血不足，会对身体各项机能带来不良影响。日常生活中，要注意充分休息，摄入足够的营养，补肝补血。

对症下药

服用杞菊地黄丸，可强肝健肾（肾与肝关系密切），对于缓解眼疲劳、预防视力下降等效果显著。

其他伴发症状

- □ 头痛
- □ 肩膀酸痛
- □ 脸色苍白
- □ 肌肤干燥
- □ 手脚发麻
- □ 头晕
- □ 注意力下降
- □ 月经推迟

头颈部勿长时间保持同一姿势

改善眼疲劳，最重要的是避免长时间用眼。应经常闭眼休息或眺望远处，还可用毛巾热敷眼部，缓解眼疲劳。

另外，头颈部不要长时间保持同一姿势。身体缺少活动，会使血液循环变差，影响眼部供血。

每天可以做一些颈肩部肌肉拉伸的轻度运动。

饮食养生

枸杞可做药酒或配菜

枸杞能补肝血。中医在消除眼疲劳、提升视力时，枸杞是最常用的食材之一。此外，它还有补肾、消除身体疲劳、预防动脉硬化等作用，对抗衰老有较好效果。

枸杞可直接食用，或用于配菜或制作药酒，还可与菊花一起泡茶饮用。前面提到的中成药"杞菊地黄丸"，可有效治疗眼睛干涩、视物昏花、头晕耳鸣，即含有枸杞和菊花。

●护眼食材
动物肝脏、蚬、胡萝卜、西兰花、菠菜、西红柿、蓝莓、山楂等。

穴位
按摩

太阳穴

太阳穴有利于促进血液循环，有助于改善视物模糊，消除眼疲劳，预防花眼，缓解头痛。

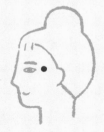

太阳穴位于外眼角与眉梢的中间稍外侧凹陷处。

※四白穴（参考第85页）和承泣穴（参考第87页）也有促进血液循环、消除眼疲劳的功效。

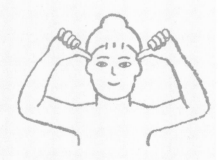

拇指放于穴位处，以画小圆状轻轻按揉穴位，逐渐加大力度，按压6秒，重复10次。

失眠

睡眠可以消除疲劳，对我们十分重要。失眠、易醒等得不到充分睡眠的情况让人烦恼不堪。这时，越心急反而越难以入睡。躺在床上闭目养神也有缓解疲劳的效果，建议大家抱着这种心态，做深呼吸，让心情平静下来。

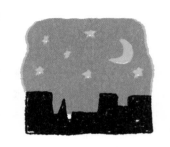

好睡眠需要好的身体状况，适度的疲劳和放松对于健康的睡眠是不可或缺的。处于身心紧张、虚弱的状态，不可能拥有好的睡眠。

改善失眠应注意以下几点：白天注意活动身体，晚上不做劳心费神的工作；睡前可进行简单的伸展运动以缓解紧张；固定起床时间，使生活有规律性。

找出您的类型

在下列项目中选出符合自身情况的选项，勾画最多的一栏即为您的类型。

☐ 感觉累却睡不着	☐ 兴奋，坐立不安，睡不着	☐ 睡眠浅
☐ 多梦	☐ 思虑过度	☐ 半夜醒来
☐ 睡眠浅，易醒	☐ 做噩梦	☐ 醒后难以再入睡
☐ 盗汗	☐ 夜半惊醒	☐ 贫血
☐ 神经过敏	☐ 胸闷	☐ 平时身体倦怠无力
☐ 腰腿乏力	☐ 眼睛充血	☐ 无食欲
☐ 手脚发热	☐ 易怒	☐ 脸色苍白
↓	↓	↓
血虚型	气滞型	脾虚型

血虚型

中医认为，熬夜学习、工作，思虑较重，让身心倍感疲惫，也会引起"血"不足，导致失眠。可食用红枣、百合、阿胶、茯苓粉等，补血宁神。

● 对症下药

服用酸枣仁汤，养血安神，加深睡眠。

气滞型

压力、愤怒、焦虑等会使人气机不畅、心神不宁，导致难以入睡。可以借助深呼吸、肌肉拉伸等方法消除压力，稳定情绪。睡前泡澡暖身，调暗房间内的光线，营造良好的睡眠环境十分重要。可以饮用玫瑰花百合茶、莲子百合茶等。

● 对症下药

服用柴胡加龙骨牡蛎汤，抑制神经兴奋。

脾虚型

此类型失眠一般由大病后体力下降，或原本脾胃虚弱引起。多伴有身体倦怠乏力，无精打采。这种情况下，身心急需能量。可以西洋参、麦冬泡水代茶饮。晚饭时喝一碗山药猪肚薏米粥，也有健脾安神的效果。

● 对症下药

服用归脾汤，强健肠胃，消除不安感。

养生小贴士

菊花香有助于放松身心

将晒干的菊花置于枕边，其香气有助于安神除烦，缓解紧张情绪。将晒干的菊花塞进枕头，做成"菊枕"，对压力大、思虑多、易疲劳的人安眠效果显著。

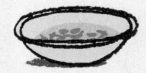

饮食养生

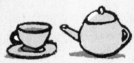

洋甘菊茶促进睡眠

睡前饮香草茶，有利于放松身心。其中，以洋甘菊茶的效果较为理想。洋甘菊茶有宁神安眠、消除疲劳的作用，可加入牛奶和枫糖浆等增加甜味，且有助于补充元气，缓解焦虑。

花粉症

尘螨、灰尘等过敏原进入体内，常引起流鼻水、打喷嚏、眼睛痒等过敏症状，如今被花粉症困扰的人越来越多。

中医认为，人在身体健康的情况下，一般少有邪气入侵或极少受其影响。因此，针对花粉症，与其单纯治疗症状，不如着重调节体内平衡。

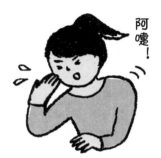

阿嚏！

饮食习惯对防治花粉症十分重要。相关研究表明，含具有抗氧化作用的维生素 A、维生素 C、维生素 E 以及多酚、类黄酮较多的食物，如紫苏、枸杞、洋葱、萝卜、芹菜、青葱、生姜、菊花、薄荷、藿香、莲子、百合、糙米、荞麦等，适合花粉症患者食用。

找出您的类型

在下列项目中选出符合自身情况的选项，勾画最多的一栏即为您的类型。

□鼻水不停	□鼻塞	□流清鼻涕
□经常打喷嚏	□流黄鼻涕	□常感冒
□易浮肿	□眼睛发痒	□易疲劳
□体寒	□头痛	□怕冷
□受凉后症状加重	□喉咙痛	□一活动就出汗
□乏力	□嘴唇干	□咳嗽
□肠胃虚弱	□头部发热	□气喘
↓	↓	↓
内寒型	内热型	气虚型

72

［ 内寒型 ］

中医认为，水分代谢不畅易导致体寒，体内多余的水分以鼻水的形式流出。对此，首先要注意给身体保暖，少食冷饮和甜食。推荐大葱生姜酱汤（参见本书第98页）、肉桂红茶（参见本书第110页）。

● 对症下药
服用小青龙汤，有暖身、促进水分代谢的作用。

［ 内热型 ］

中医认为，肺开窍于鼻，主"行水"。肺部积热时，本应输送至全身的水分凝滞，变成较干的鼻涕，不易擤出。可食用清肺热的莲藕、黄瓜、萝卜、荸荠、梨等食材，还可以饮用清香的薄荷茶。

● 对症下药
服用辛夷清肺汤，有清肺热的作用。

［ 气虚型 ］

中医认为，肺主气，又主皮毛，若肺功能下降，则保护身体的"气"（卫气）不足，导致体表不固，使身体在受到微小刺激时也会出现过敏症状，多伴有脾胃功能低下等表现。应多吃山药、土豆、南瓜、卷心菜、毛豆、桂圆、鸡肉、鳗鱼等健脾益气的食材。中医称之为"培土（脾）生金（肺）"。

● 对症下药
服用六君子汤，调节脾胃功能，改善水分代谢。

养生小贴士

改善便秘、腹泻要趁早

中医认为，鼻腔功能、皮肤的屏障机能以及水分代谢都会随着肺功能下降而减弱。肺与大肠的关系密切，如果便秘、腹泻久拖不治，会对肺功能造成不良影响。因此，对便秘或腹泻应及早治疗，保证肠道通畅。

穴位按摩

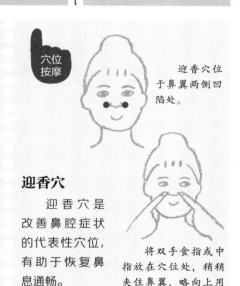

迎香穴位于鼻翼两侧凹陷处。

迎香穴

迎香穴是改善鼻腔症状的代表性穴位，有助于恢复鼻息通畅。

将双手食指或中指放在穴位处，稍稍夹住鼻翼，略向上用力按压10秒，然后迅速松开，重复5次。

情绪不稳定

　　每个人在生活中都有压力，这种压力只要能得到很好的释放，就不会引发健康问题。但是，巨大或持久的压力加上疲劳，会造成自主神经紊乱，导致情绪不稳定，身体出现各种症状。

　　中医认为，肝主疏泄，调畅气机，具有调节自主神经平衡、保持精神状态稳定的作用。如春季肝气旺盛，往往情绪焦躁的人增多。肝易受压力的影响，压力大时肝气郁结，导致心情焦虑，身体状况不佳。气机运行不畅，也会给其他脏器带来不良影响。

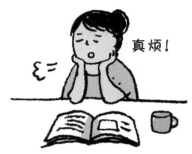

真烦！

找出您的类型

在下列项目中选出符合自身情况的选项，勾画最多的一栏即为您的类型。

☐ 焦躁易怒	☐ 无缘由地感到不安	☐ 多愁善感
☐ 心情低落	☐ 情绪起伏剧烈	☐ 缺少精力
☐ 常做噩梦	☐ 入睡难	☐ 经常叹气
☐ 常伴肩酸、头痛	☐ 多梦	☐ 无食欲
☐ 胸部或腋下发胀	☐ 心悸、气喘	☐ 易腹泻
☐ 眼睛易充血	☐ 脸色差	☐ 胃部有下坠感
☐ 多伴有痛经和月经不调	☐ 易面红头热	☐ 多汗
↓	↓	↓
烦躁焦虑型	忐忑不安型	郁郁寡欢型

［烦躁焦虑型］

中医认为，心情烦躁、易怒，是肝功能不调的表现。受压力影响，肝功能下降，气机运行发生阻滞，身心会处于紧张的状态，中医称之为"肝气郁结"。对此可以通过柑橘类精油按摩、饮用玫瑰花茶或洋甘菊茶，调畅气机，让心情舒畅。另外，伸展肢体、拉伸肌肉等轻运动能够改善肝功能，值得推荐。

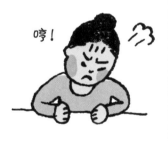

噔！

［忐忑不安型］

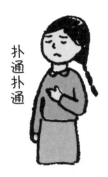

扑通扑通

中医认为，此类型属于支配意识的"心"功能低下。肝功能紊乱也会造成这一状态。

气机运行不畅，使心气内收，产生心悸不安感。要注意转换心情，勇于表达自己的想法和情绪。饮食上，胡萝卜、苦瓜、西红柿、西柚果、樱桃、百合、莲子等都有改善心功能的效果。

［郁郁寡欢型］

中医认为脾负责食物的消化吸收，并将营养送往全身。当脾功能下降，就会导致人体能量不足，情绪低落。忧思伤脾，又使得脾功能进一步下降，形成恶性循环。

除疲劳是造成此现象的原因外，压力大引起肝气过盛或郁结也会导致这一结果，中医称之为"肝脾不和"。首先应注意充分休养身心，其次可多吃有健脾功效、易消化吸收的食物，如山药、南瓜、土豆、薏米等。用餐时要充分咀嚼。

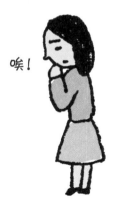

唉！

情绪不稳定

养生小贴士 腹式呼吸

我们在平静心情时通常会做深呼吸，因为深呼吸有调节自主神经功能的作用。

由胸式呼吸转变为腹式呼吸，也有利于缓解紧张情绪。建议大家养成习惯，每天早上进行5分钟的腹式呼吸。

腹式呼吸法：收缩腹部的同时慢慢呼气，收缩到最大限度后，通过鼻腔徐徐吸气，使腹部膨胀起来。如此重复多次。

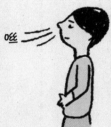

穴位按摩 内关穴

内关穴能够缓解由压力引起的心情焦躁、食欲不振。内关穴与内脏机能关系密切，有养心安神、强健肠胃的效果。

内关穴位于前臂掌侧，腕掌横纹中点向上3横指处。

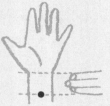

用拇指稍微用力按压8~10秒，重复10次，换另一只手进行同样的操作。

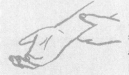

饮食养生 注意均衡饮食

想保持心情平静，自主神经的平衡十分重要。需让身体产生足够的"气"，并调节气机运行。要达到这一目的，必须调整肠胃功能，注意均衡饮食，防止营养失衡。饮食上可适量增加一些有稳定情绪作用的食材。

● 有助于稳定情绪的食材
黄花菜、莲子（参见本书考第102页）、百合、大枣、茼蒿、小松菜、芹菜、蚬等。

● 有助于缓解压力的饮品
蜂蜜柠檬水、柚子蜂蜜茶、金橘茶等。酸味食材有助于改善身体气血循环，甜味食材可缓解紧张感。

心情烦躁
可饮茉莉花茶

茉莉花茶最为人熟知的作用是有较好的放松效果，同时它还有健脾功效，可帮助调理肠胃。

养颜美体

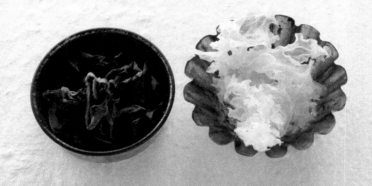

粉刺·皮肤粗糙

小小的粉刺会让人心情烦闷。当多余的皮脂堵塞毛孔，引起炎症，就会产生粉刺。因此，皮脂分泌旺盛、内分泌不稳定的青春期，是粉刺的多发时期。随着年龄增长，粉刺会逐渐减轻。

俗话说，"皮肤是内脏的镜子"。中医认为，体内气血循环不畅，是引起粉刺和皮肤粗糙的原因。气血运行失畅，会导致新陈代谢不佳，使体内废物堆积，体现在皮肤上就是粉刺、皮肤粗糙。

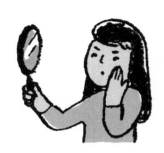

因此，仅从外部护理肌肤是不够的。对于成年以后还易生粉刺的人来说，应该审视自己的生活习惯，从内部调理身体。

找出您的类型

在下列项目中选出符合自身情况的选项，勾画最多的一栏即为您的类型。

☐粉刺较小，不红	☐粉刺大且红，易化脓	☐粉刺发痒
☐皮肤干燥	☐油性肌肤	☐身体多处有粉刺
☐皮肤无光泽	☐月经前皮肤状况变差	☐粉刺反复发作
☐脚后跟处皮肤粗糙、变厚	☐容易长黄褐斑和痣	☐脸部皮肤不光滑
☐指甲易断裂	☐舌底血管凸显	☐睡眠状况不佳
☐经常吃外卖食品	☐时而怕冷，时而头面发热	☐易心情焦躁
☐有时发生头晕或突然起身时眩晕	☐月经紊乱	☐神经质，敏感多虑
↓	↓	↓
血虚型	血瘀型	气滞型

［血虚型］

血液为肌肤输送营养，当供血不足时，肌肤得不到充分的营养补给，会出现粗糙干燥、化妆不服帖的现象。同时，皮肤的屏障功能下降，容易引发慢性湿疹。

大家回想一下自己的生活习惯，有没有因为过度节食或偏食导致营养不足？对于这种情况，应首先保证充足的营养和睡眠。饮食上可多摄入有助于补血的食材，参见本书第7页。

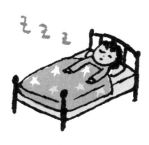

参见本书第7页。

对症下药

服用当归芍药散或温清饮，可改善血液状况，促进血液循环，维持内分泌平衡。

［血瘀型］

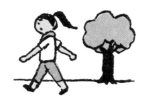

血液污浊黏稠，往往导致血液循环不畅，会阻碍人体的新陈代谢，使皮肤干燥，出现粉刺。

经前和经期，人体的血液循环容易变差，而受寒会使其加重。因此，以腰部为重点，温暖身体十分重要。同时，在饮食上可以适量增加一些暖身、活血的食物，如洋葱、土豆、南瓜、韭菜、茴香、红薯、姜茶等。早上饮一杯肉桂红茶（参见本书第110页），晚上喝一碗番红花紫菜蛋花汤，也很不错。

对症下药

服用桂枝茯苓丸，可降低血液黏稠度，利于通血。荆芥连翘汤适用于伴有炎症的粉刺。

［气滞型］

长时间的精神紧张会造成气机运行不畅，进而影响血液循环，造成情绪烦躁，身体各处出现不适，同时，皮肤也会出现各种问题。

对于这种情况，应首先改善气的循环，给自己放松的时间，缓解身心紧张。香气能帮助调节人体的气机运行，精油、香草等香味物品都能用于日常生活中，可依个人喜好选择。

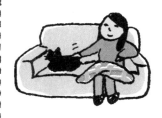

对症下药

服用加味逍遥散，利于气机畅达，缓解精神紧张，还能减轻面红头热的症状。

对寒凉食物、类脂质和多糖食物，应节制食用

饮食是影响肌肤状况的重要因素之一。不节制的饮食生活，会降低内脏机能，引发皮肤问题。

生冷蔬果易使身体受凉，影响血液循环，注意不要过度食用。尽量喝热饮。

脂肪和糖含量高的食物会使皮脂分泌过剩，易生粉刺的人应注意少吃。摄入刺激性食物和饮酒等也对皮肤有不利影响。

香烟会使血管收缩，影响血液循环，加速肌肤老化，吸烟者最好戒烟。

●不利食材

牛肉、猪肉、坚果、奶酪、可可、巧克力、白糖（包括含白糖的点心）、酒类、刺激性食物等。

●推荐食材

杂粮、菌菇、海藻类、应季果蔬等。

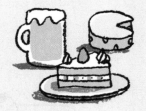
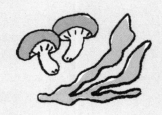

改善肌肤问题
推荐鱼腥草茶

鱼腥草是一味中药，民间俗称"折耳根"，有解毒、杀菌等作用，对于防治粉刺有效。另外，薏米茶（参见第112页）也有通便、利尿等排毒效果，可帮助改善肌肤状况。

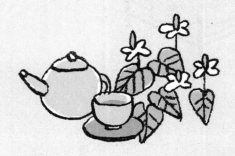

养生小贴士 **重视便秘问题**

便秘直接影响我们的皮肤状况。日常生活中，要注意均衡饮食，调节肠胃。容易便秘的人可参考本书第54~57页。

保证充足睡眠，促进肌肤新陈代谢

睡眠不足会导致身体疲劳，压力得不到缓解，肌肤的新陈代谢能力下降。因此，高质量的睡眠是拥有理想肌肤的基础。

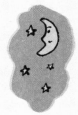

动手制作薏米面膜

薏米有祛粉刺、改善皮肤的效果。用薏米制成面膜，能够提高肌肤弹性，增强水润感。在蒸汽丰富的浴室中使用，效果更佳。

● 做法

将 20g 薏米粉倒入较深的容器中，边加水边和成适当的黏度，以涂在脸上不会滴落为宜。

加入蜂蜜或牛奶，手感更顺滑。

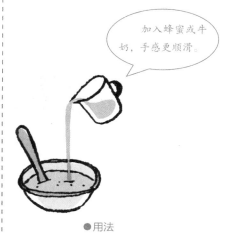

● 用法

将面膜敷于脸上，避开眼、口部位，注意不要揉搓，5 分钟后用温水冲洗。

穴位按摩

合谷穴位于拇指与食指骨根之间的凹陷处。

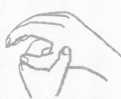

将手的拇指置于另一只手的合谷穴，按压 6 秒，重复 10 次，然后两手交换操作。

提示：
用手的拇指与食指夹住对侧手的合谷穴，更方便按压。

合谷穴

合谷穴有利于促进气血循环，调节肠胃功能，改善便秘，帮助身体排除废物，对消除粉刺、改善气色有较好效果。

第四章 养颜美体

皮肤干燥·皱纹

水润的肌肤人人渴望。若皮肤干燥，失去弹性，导致松弛，最终就会产生皱纹。空气干燥的季节尤其需要注意，而空调的使用也容易造成空气干燥，因此肌肤补水十分重要。

中医认为，为肌肤提供养分的"血"和保持肌肤弹性的"气"之不足是引起皮肤干燥和皱纹的原因。同时，肺"主皮毛"，为肌表输送水液；肾"主水"，能够调节体内水分，故两者的功能下降也是引起皮肤干燥的重要原因。

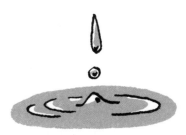

随着年龄增长，皮肤容易衰老。想要保持水润的肌肤，需要从人体内外同时着手，进行补水。

找出您的类型

在下列项目中选出符合自身情况的选项，勾画较多的一栏即为您的类型。

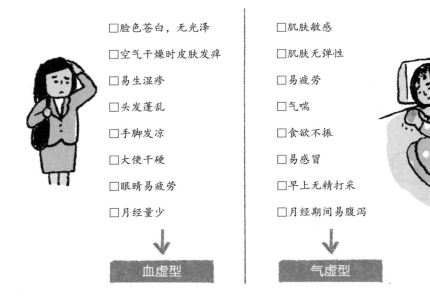

□脸色苍白，无光泽	□肌肤敏感
□空气干燥时皮肤发痒	□肌肤无弹性
□易生湿疹	□易疲劳
□头发蓬乱	□气喘
□手脚发凉	□食欲不振
□大便干硬	□易感冒
□眼睛易疲劳	□早上无精打采
□月经量少	□月经期间易腹泻
↓	↓
血虚型	**气虚型**

［ 血虚型 ］

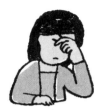

为肌肤输送营养的血液不足，会导致皮肤失去水分，引起干燥，产生细纹。对于这种情况，应该养成合理的生活习惯，注意增加补血饮食。另外，过度用眼会伤神耗血，要特别注意休息眼睛。

● 对症下药

服用当归饮子，可滋润肌肤，改善瘙痒。

［ 气虚型 ］

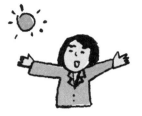

脾胃虚弱的人，身体不能充分吸收营养，往往能量（气）不足，影响造血和养肤机能。对于这种情况，要保证充足的睡眠和有营养的早餐。推荐参鸡药膳粥（参见本书第106页）、枸杞山药粥（参见本书第108页）。

● 对症下药

常用补中益气汤，可增强肠胃功能，补充能量。

养生
小贴士

肌肤保湿
不可或缺

修复干燥的皮肤重在保湿。洁面后要立即使用润肤水，最好再涂上含油分的乳液或面霜，以达到更好的保湿效果。

人参、当归、芍药等草本植物，都具有保湿作用，建议大家尝试一下含有这些成分的护肤品。

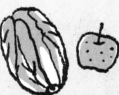

第四章
养颜美体

饮食养生 **润肺健肾食材**

身体需要滋润时，可多吃猪蹄、牛蹄筋等富含胶原蛋白的食物。此外，润肺的白色食材，及健肾的黑色食材，都是不错的选择。

补充水分也十分重要，注意少喝冷饮，尽量喝温开水。

● 白色食材

白芝麻、银耳、白菜、白萝卜、梨、百合、银杏、甘蔗、荸荠等。

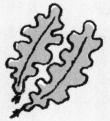

● 黑色食材

黑芝麻、黑木耳、黑豆、桑葚、栗子、蓝莓、核桃、海带、紫菜等。

皮肤色斑·黯淡

黑色素沉淀形成色斑，角质层增厚导致皮肤黯淡，都与肌肤的新陈代谢不佳有重要关联。新陈代谢不良往往由血液循环不畅引起，而年龄增大、压力等都会影响正常的血液循环。

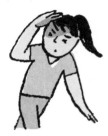

中医认为，血瘀（血液黏稠致循环不畅）和气滞（精神压力大致气机不调）是导致皮肤出现色斑、黯淡的重要原因。

因此，解决皮肤色斑等皮肤问题，就要从改善血液循环、消除压力入手，使气血运行畅达。

找出您的类型

在下列项目中选出符合自身情况的选项，勾画较多的一栏即为您的类型。

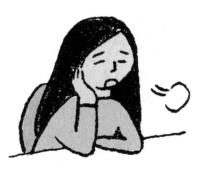

□脸颊和眼周围出现色斑　　□嘴唇呈紫色

□脸部皮肤不光滑　　　　　□有痣

□容易长粉刺　　　　　　　□黑眼圈

□情绪焦躁　　　　　　　　□化妆不服帖

□常叹气　　　　　　　　　□肩膀酸痛

□饮食不规律　　　　　　　□体寒

□易腹泻或便秘　　　　　　□月经量多，有血块

□月经前常有不适　　　　　□痛经严重

气滞型　　　　血瘀型

[气滞型]

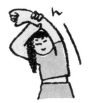

压力堆积，导致肝气郁结或肝火上炎，使气、血、水三者循环不畅。

可以通过休息和适度运动消除压力，借助肌肉拉伸的方法舒展肢体，调达肝气。

对症下药

服用加味逍遥散，帮助稳定情绪，促进气机畅达。

[血瘀型]

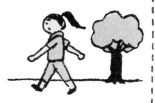

血液黏稠瘀滞，体内废物得不到及时处理，就会导致肌肤再生能力下降。建议通过拉伸肌肉、散步等方法改善血液循环，还可以多吃洋葱、韭菜、茄子、黑木耳、三七叶、马齿苋、青背鱼类、鸭血、醋等通血排毒食材。

对症下药

服用桂枝茯苓丸，促进血液循环。

养生小贴士

防止日晒和干燥

干燥不仅会加快肌肤老化，形成皱纹，还会造成皮肤出现色斑和皮肤黯淡。而滋润的肌肤有较强的屏障功能，不易受紫外线的影响。

平时在做好防晒的同时，还应该借助乳液、面霜等为皮肤保湿。

穴位按摩 四白穴

四白穴是一个美肌穴位，能够促进脸部的血液循环，解决色斑、黯淡和皱纹等问题，对面部浮肿、眼疲劳也有较好效果。除了按摩此穴位，还可以对穴位进行热敷。

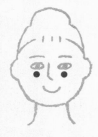

四白穴位于目视前方时瞳孔正下方1横指（拇指）凹陷处。

呼气的同时，用食指慢慢按压四白穴3秒左右，再慢慢松开，重复10次。

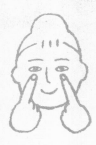

黑眼圈

黑眼圈让人十分显老。形成黑眼圈的原因很多，其中主要原因有睡眠不足、过度疲劳等。黑眼圈分黑色和灰色两种，前者多为年龄增大和皮肤干燥导致的皱纹阴影所形成，后者是平时揉搓对皮肤造成了过度刺激，使色素沉着所形成的。

中医认为，气血循环不良与黑眼圈有密切关系。按摩可以促进气血循环，有效消除黑眼圈。但需要注意的是，眼睛下方的皮肤很薄，揉按力度太强反而会造成伤害，使色素沉淀。

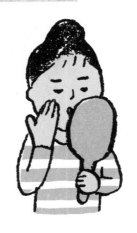

找出您的类型

在下列项目中选出符合自身情况的选项，勾画较多的一栏即为您的类型。

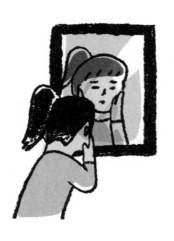

☐疲劳时很快出现黑眼圈

☐嘴唇呈紫色

☐脸上易长痣

☐皮肤粗糙

☐化妆不服帖

☐血管凸显可见

☐月经量多，有血块

☐痛经严重

血瘀型

☐眼睛充血

☐情绪焦躁

☐指甲易裂

☐腹胀难忍

☐压力大时黑眼圈加重

☐头部一直有沉重感

☐月经前乳房有胀感

☐经期紊乱

气滞型

[血瘀型]

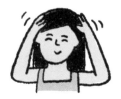

当血液循环变差，毛细血管较多的面部就易发生血液瘀滞，过于疲劳时便很快形成黑眼圈。

按摩与脸部关联的头、颈、肩部，使其发热，可促进面部的血液循环。还可以通过丰富的表情锻炼脸部肌肉。

● 对症下药

服用桂枝茯苓丸，促进血液循环。

[气滞型]

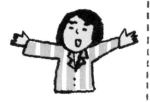

压力导致体内气机运行不畅，进而影响整个人体气、血、水的循环。这时，身体容易出现浮肿，眼周围易生色斑。

对于这种情况，最主要的是消除压力。深呼吸能帮助缓解紧张情绪，平复心情，是个简单有效的好方法。

● 对症下药

服用加味逍遥散，帮助稳定情绪，促进气机畅达。

养生小贴士

精华液按摩

按摩眼睛下方的皮肤，可以有效改善血液循环。但是，眼睛下方的皮肤十分脆弱，在按摩时最好使用精华液，以防伤到皮肤。

按摩时手指沿内眼角至外眼角的方向，轻轻滑过眼睛下方的皮肤，注意不要用力过猛。

第四章 | 养颜美体

穴位按摩

承泣穴

承泣穴为利目穴位，有助于消除睡眠不足引起的黑眼圈和眼皮浮肿，对皮肤色斑、皱纹、松弛有较好效果。同时，还有利于改善眼疲劳及眼充血。

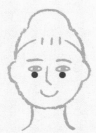

承泣穴位于目视前方时瞳孔所在位置的正下方，眼眶骨边缘。

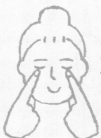

闭眼，食指指尖慢慢按压穴位3秒，然后慢慢松开，重复10次。

提示：
注意手指不要按入太深，以免压迫到眼球。

头发损伤·脱发

随着年龄增长，头发会失去光泽，出现头发损伤、脱发等情况。然而，最近越来越多的年轻人也被这一烦恼所困扰。

头发的主要成分是一种名为角蛋白的蛋白质。因节食造成营养不良或压力过大导致气血循环不畅，会使头发的生长得不到充分的营养保障，从而出现上述问题。

中医认为，"血养发""发为血之余"，血之不足便会导致头发出现各种问题。储存能量的"肾"和藏血的"肝"功能下降时，会影响发质的健康。

平时注意摄取营养，强肾补肝，促进血液循环，也许不能立竿见影，但重在坚持。

找出您的类型

在下列项目中选出符合自身情况的选项，勾画较多的一栏即为您的类型。

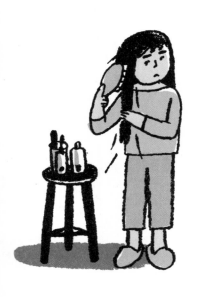

□脸色苍白

□指甲颜色浅

□有时手脚发麻

□常有眩晕或突然站立、久站时头晕

□眼睛看不清

□皮肤干燥

□有时肌肉痉挛

□月经常推迟

↓

肝血虚型

□手脚发热

□易发低烧

□常感头热，脸颊红

□嘴唇干

□腰部倦怠无力

□易便秘

□睡觉时出汗多

□睡眠浅

↓

肾阴虚型

[肝血虚型]

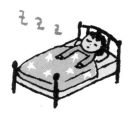

肝血不足，会对身体各处产生影响，若进一步发展还会转变为肾阴虚型。熬夜、过度用眼都会耗血，因此要注意早睡，不要长时间看手机、使用电脑。另外，积极摄取优良的蛋白质可以帮助造血。

● 对症下药

服用四物汤，帮助补血，改善营养。

[肾阴虚型]

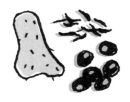

肾阴虚，易生内热，加重头发干燥、脱发等症状。肝肾关系密切，因此肾阴虚和肝血虚常相互影响。应多吃黑豆、黑芝麻、核桃、枸杞、桑葚、山药、羊栖菜等补益肝肾的食材。

● 对症下药

服用六味地黄丸，滋阴养肾，提升身体各项机能。

养生
小贴士

按摩促进
血液循环

对头皮进行按摩，可以帮助改善局部的血液循环。若使用精油，不仅能起到滋润作用，还有利于清洁皮肤。

头皮按摩
用手掌或指腹将精油涂抹在头皮上，进行按摩，可同时刺激百会穴。结束后用洗发水将头发冲洗干净。

自制按摩精油

亲手制作按摩头皮使用的精油。

● 做法

往 15mL 的甜杏仁油或荷荷巴油里，加 3 滴左右个人喜爱的精油，用手掌搓至温热后使用。

穴位
按摩

百会穴

调节体内气机运行，有利于改善脱发，对缓解倦怠感、头痛、头晕也有效果。

两手中指叠放于百会穴，往下用力按压 10 秒，重复 10 次。

百会穴位于头顶，两耳尖连线与头面部纵向正中线的交叉处。

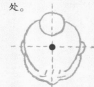

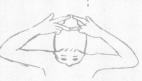

减肥

生活中，很多人会出现觉得并没有吃太多却胖了，或刚瘦下来又反弹成比以前更胖的状态。吸收的能量大于身体代谢的能量时就会变胖，这一道理人人明白，却仍然有很多人被体重所困扰。

中医认为，保持身体平衡，便能拥有适当的体重。肥胖是因为身体某处出现了问题。首先要了解自己的体质，以养成营养均衡、不易发胖的体质为目标，采取适合自己的养生方法，并坚持下去。

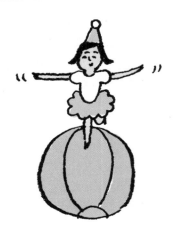

找出您的类型

在下列项目中选出符合自身情况的选项，勾画最多的一栏即为您的类型。

□身体结实	□小腹突出	□下半身胖	□符合以上2种或3种类型
□腰部皮肤无皱褶	□脸色黯淡	□脚和脸易浮肿	
□肩部、背部僵硬	□易生色斑或痣	□肌肤弹性差，软塌塌	
□腹胀	□下半身时感寒凉	□多汗	
□常常情绪焦躁	□手脚发麻	□喝水多	
□压力致使饮食过度	□喜欢油腻食品和甜食	□头和身体有沉重感	
□体重增减剧烈	□月经有血块	□尿频	

| ↓ | ↓ | ↓ | ↓ |
| **气滞型** | **血瘀型** | **水滞型** | **混合型** |

90

[气滞型]

压力堆积会导致气机运行不畅，代谢变差，多见于神经质或整日忙碌的人。针对这一类肥胖问题，最重要的是消除压力。过于严格的节食方法只会增加压力，起到反作用。

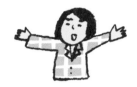

● 对症下药

服用加味逍遥散，缓解紧张，调畅气机。

[血瘀型]

若血液黏稠，循环不畅，体内废物就不易排出，并且随着年龄增长越发容易增添脂肪。可多吃苦瓜、洋葱等苦辣味食物以及黑木耳、马齿苋、三七叶、鸭血、青背鱼类，促进血液循环，排除毒素。还要注意不要使身体受凉。

● 对症下药

服用桂枝茯苓丸，有利于清血通血。

[水滞型]

体内有多余的水分堆积，多见于肤色白且偏胖的人群。针对这一类型的肥胖问题，关键不在控制水分的摄入，而是改善体内的水液循环。可以多吃糙米和菌类、根菜类等食材，少吃生冷和重口味食物。

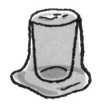

● 对症下药

服用当归芍药散或防己黄芪汤，有利尿祛湿的效果。

[混合型]

如果体内气、血、水的循环整体变差，就会出现以上2种或3种类型混合在一起的情况，成为混合型肥胖。由于其成因比较复杂，调节体内气、血、水的平衡就显得十分必要。平时注意养成有规律的生活作息，保持运动和合理的养生，以有效解决气、血、水循环失衡的问题。

● 对症下药

服用防风通圣散，促进气、血、水的循环，改善便秘，燃烧脂肪。

肠胃不适

 穴位按摩

内关穴

针对气滞型肥胖，按压内关穴可帮助放松心情。参见本书第76页。

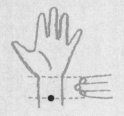

血海穴

针对血瘀型肥胖，按压血海穴可改善体内血液循环，减轻体寒，对痛经、皮肤粗糙等也有较好效果。

血海穴位于膝盖往上3横指，大腿内侧的凹陷处。

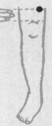

阴陵泉穴

针对水滞型肥胖，按压阴陵泉穴可有效改善身体的水液代谢，消除浮肿。

食指沿小腿内侧骨缘往上移动，在膝盖下方可遇到一处凸起，其下方就是阴陵泉穴，按压时有痛感。

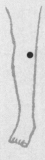

双手拇指同时慢慢按压双腿的阴陵泉穴3~5秒，然后慢慢松开，重复5次。

饮食养生

充分咀嚼，饮食要慢

人们在减肥时容易只注重减少饭量，其实这仅仅是一方面。如果摄取的热量过低，身体反而会储存脂肪，形成不易变瘦的体质。

营养不足会引起皮肤粗糙、皱纹、松弛和月经不调等问题，饮食单一也是破坏营养均衡的元凶，食材应做到少量多样。日常饮食要注意放慢速度，充分咀嚼，这样容易让人产生饱腹感。

●有排毒效果、帮助减肥的食材

魔芋、红薯、鳄梨、洋葱、蘑菇、苦瓜、茄子、马齿苋、黑木耳、鸭血、决明子等。

养生小贴士

保持良好姿势

日常生活中一定要有意识地保持正确姿势。意念中始终保持一种"头悬梁"的感觉，能够帮助拉伸背肌，矫正姿势。锻炼腹肌可以提高体内的基础代谢率，收紧身体。

饮食养生

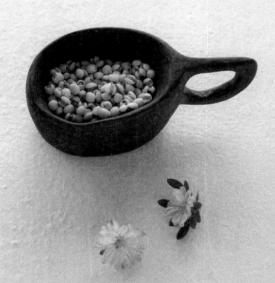

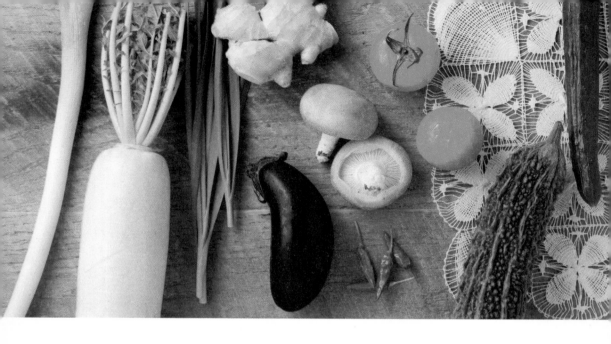

了解食材

通过饮食打造健康的身体

中医讲"药食同源"，认为食物也具有药物般的功效。

"饮食养生"就是通过饮食发挥食材的功效，起到预防疾病和增进健康的作用。

还有一种养生法称为"食疗"，与饮食养生基本相同，但主要以治病为目的，众所周知的"药膳"即是其中一种。

饮食对于缓解称不上"病"的身体的轻微不适，即"未病"十分重要。它能够补充体内缺乏的物质，调节气血水的平衡，恢复身体元气。

了解食材特点

中医认为食物有各自的性质，具体可分为"五性"。有温暖身体、具有兴奋作用的"温性"和"热性"，有消散体热、具有镇静作用的"凉性"和"寒性"，以及非热非寒的"平性"。温热性食材多是产于北方的水果及根菜类。寒凉性食材多见于南方的水果和夏季蔬菜，平性食材一般为作为主食的稻米、玉米和豆类。另外，食材还有"五味"之说。

饮食养生的关键是结合身体状况，顺应季节变化，合理利用食物的五性与五味。

五味

"五味",是中医按照"五行"理论将食物的味道分为"酸""苦""甘""辛""咸"五种。中医认为"五味"具有调节相应的"五脏"功能的特性。如果对于这一特性加以利用的话,就可以改善体质。当然,应适量摄取食物,摄取过量,反而会造成人体的负担。如,脾胃不好可以适当吃些甘甜味的食材,吃了过咸的食物反而对肾脏不好。

酸

[对应的五脏]肝

[作用与特征]酸味食物有收敛作用,能疏达肝气,收紧肌肉,减少汗液和尿液的排出,对脂肪肝、多汗、非经期阴道出血、腹泻、尿频等有较好效果。

[主要食材]西红柿、葡萄柚、山楂、石榴、柑橘、梅子、醋等。

苦

[对应的五脏]心

[作用与特征]苦味食材有解毒清热、清心除烦的作用,帮助身体排出多余水分和热量,这就是为何饭后饮用绿茶的原因。同时,苦味食材还能有效改善便秘问题。

[主要食材]苦瓜、荠菜、苦苣、芹菜、莴苣、丝瓜、莲子、白果、菊花、绿茶等。

甘

[对应的五脏]脾

[作用与特征]甘(甜)味食物具有缓解肌肉疲劳和精神紧张的作用,人在疲劳时想吃甜食便是这个原因。还能有效调补脾胃。

[主要食材]山药、卷心菜、南瓜、胡萝卜、香菇、玉米、红薯、栗子、蜂蜜等。

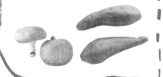

辛

[对应的五脏]肺

[作用与特征]辛(辣)味食物具有宣肺、发散、排汗、开胃、促进气血流动的功能。如感冒初期,外邪位于体表,可利用其发散、排汗的特性祛除病邪,此即为中医讲的"解表散邪"。

[主要食材]紫苏、辣椒、洋葱、茴香、韭菜、大葱、生姜、胡椒等。

咸

[对应的五脏]肾

[作用与特征]咸味食物有软坚(使硬物变软)、润下(通便)、引药入肾经的作用,可改善便秘,增强体力,对治疗肩颈酸痛也有效。

[主要食材]河蚬、蛤蜊、牡蛎、裙带菜、紫菜、海带、海蜇、海参、甲鱼等。

养生食材

身体需要新鲜食材

饮食养生的原则是改善身体不适，比如在体寒的情况下要吃温热食物。何种食材适合自身的体质，可以参照食物的五味和五性。

挑选食材时要注意，应季食材既新鲜又营养丰富，是上好选择。吃蔬菜时最好不剥皮，因此要选无农药或少农药残留的购买。又如生姜要挑表面光滑、饱满有光泽的，大葱要挑选白绿部分区别明显且葱白结实的，总之，新鲜是关键。

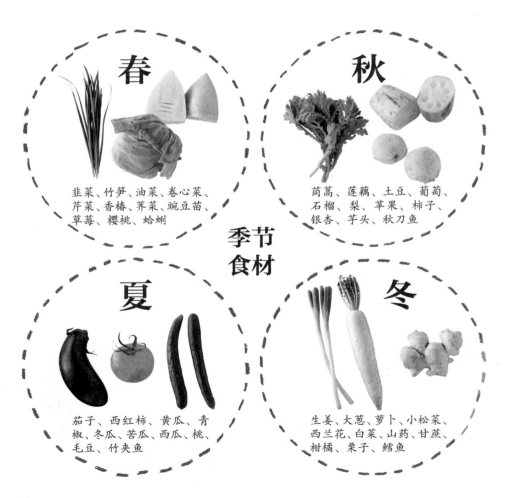

春

韭菜、竹笋、油菜、卷心菜、芹菜、香椿、荠菜、豌豆苗、草莓、樱桃、蛤蜊

秋

茼蒿、莲藕、土豆、葡萄、石榴、梨、苹果、柿子、银杏、芋头、秋刀鱼

季节食材

夏

茄子、西红柿、黄瓜、青椒、冬瓜、苦瓜、西瓜、桃、毛豆、竹夹鱼

冬

生姜、大葱、萝卜、小松菜、西兰花、白菜、山药、甘蔗、柑橘、栗子、鳕鱼

常备干货，方便使用

家中常备具有较高营养价值的干货，可在做饭时作为辅助食材使用。

※ 括号内为食材所属的"五味"和"五性"以及关联的"五脏"。

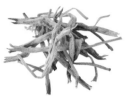

黄花菜（甘、凉/肝·脾·肾）

可调畅气机，改善水循环，有助于消除浮肿。购买时不要选择深茶色的，以黄色新鲜的为宜。

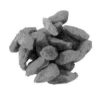

枸杞（甘、平/肝·肺·肾）

有助于调节肝肾功能，改善精力不足，缓解视力下降等眼睛问题。选择颜色鲜艳的购买。

大枣（甘、平/心·脾）

补血宁神，强健肠胃，改善食欲不振、营养不良。选颜色鲜艳的购买。

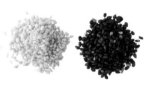

白芝麻（甘、平/脾·肺）
黑芝麻（甘、平/肝·肾）

有润体通便的功效，还可以补血，为身体增加能量，改善皮肤干燥及眩晕等问题。购买时最好选择新产的芝麻。

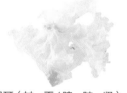

银耳（甘、平/脾·肺·肾）

对年龄增长引起的体力下降、皮肤干燥等问题有较好效果。还有助于改善哮喘和咳嗽，有养胃作用。挑选肉质厚的购买。

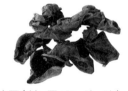

黑木耳（甘、平/肝·脾·肺）

体内有瘀血情况时，适量摄入可有效改善血液循环。同时还能防止出血，帮助解决流鼻血、眼底出血等问题。挑选肉质厚的购买。

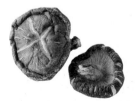

干香菇（甘、平/肝·脾）

有补益作用，能有效预防动脉硬化、骨质疏松症等。此外还具有解毒作用。

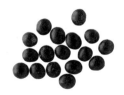

黑豆（甘、平/脾·肾）

促进血液循环和水液代谢，有效缓解浮肿。同时，能够滋阴润肤，调节女性荷尔蒙平衡。

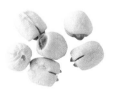

莲子（甘、平/心·脾·肾）

助消化，止腹泻，有安神效果，可用于解决焦虑、失眠、心悸等问题。

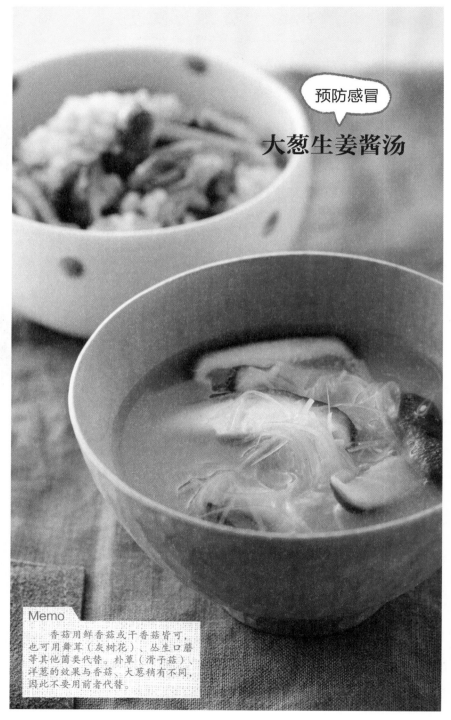

养生食谱——汤粥类

预防感冒

大葱生姜酱汤

Memo

　　香菇用鲜香菇或干香菇皆可，也可用舞茸（灰树花）、丛生口蘑等其他菌类代替。朴菰（滑子菇）、洋葱的效果与香菇、大葱稍有不同，因此不要用前者代替。

材料（2人份）

生姜…半块

大葱…15cm

香菇…2个

水…2杯

豆酱…2大匙

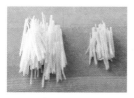

生姜和大葱是预防风寒感冒的绝妙搭档。

做法

①将生姜、大葱切细丝；香菇去根，切成薄片；

②加水，将葱姜和香菇煮至熟软；

③关火，加入豆酱搅拌均匀即可。

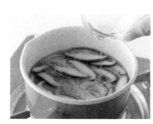

做好后可根据个人口味淋上几滴香油。

中医认为，流鼻水、怕冷、发热等感冒症状是由风寒邪气侵入体内引起的，而生姜、大葱都有暖身及改善血液循环的作用，可有效抵挡邪气入侵，预防感冒。加入能提高免疫力和食欲的香菇，效果更佳。

另外，生姜有强健肠胃的作用，大葱有助于缓解关节疼痛，抑制鼻水，因此在感到畏寒的感冒初期也可食用。

✚ 蘑菇煮饭

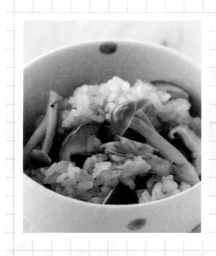

舞茸、香菇等菌类食材有助于提高免疫力

[材料] 4人份

舞茸…100g

丛生口蘑…100g

香菇…3个

大米…2量杯（360mL）

酒…2大匙

酱油…2大匙

味淋…1小匙

盐…1小匙

[做法]

①将大米淘好置于笊篱中滤水；将舞茸、丛生口蘑、香菇去根，切小块；

②将大米、酒、酱油、味淋、盐放入电饭煲，加水至2量杯刻线处，再放入舞茸、丛生口蘑、香菇，开始煮饭；

③煮熟后焖10~15分钟，用力拌匀后食用。

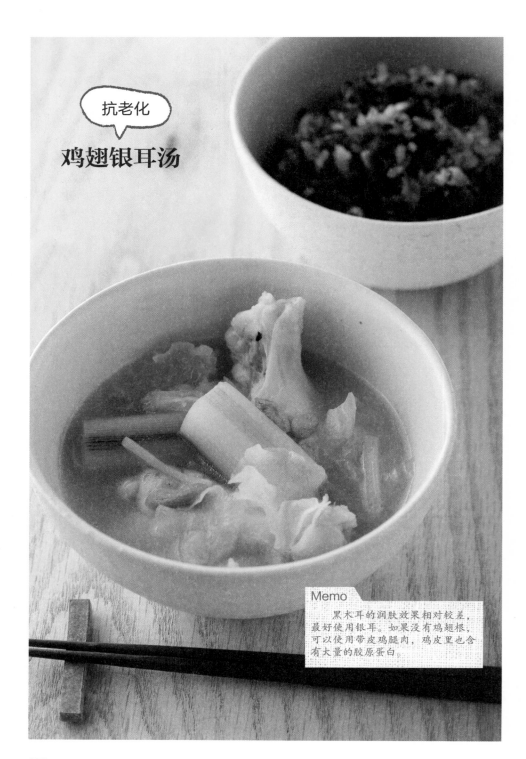

抗老化

鸡翅银耳汤

Memo

黑木耳的润肤效果相对较差，最好使用银耳。如果没有鸡翅根，可以使用带皮鸡腿肉，鸡皮里也含有大量的胶原蛋白。

材料（2人份）

鸡翅根…4个
银耳…3g
大葱…半根
枸杞…10g
生姜…少量
鸡精…1大匙
水…3杯
酱油…1大匙
盐…少量

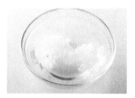

银耳事先泡发好。

做法

①将大葱切段；

②先用平底锅轻炒葱段和鸡翅根，给鸡肉去腥；

③锅里加水，将炒过的葱段、鸡翅根和切好的姜丝、泡好的银耳以及枸杞、鸡精一同放入，用中火煮20分钟；

④待鸡翅根煮至熟软后，加入酱油和盐调味即可。

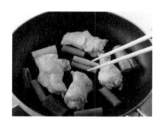

葱段的绿色部分能帮助去除鸡肉的腥味。

随着年龄增长，肌肤难免衰老。要保持相对年轻的肌肤，必须注意补水。本节介绍的鸡翅银耳汤，所用的鸡翅含丰富的胶原蛋白，而银耳可润肺、防干燥，用来保持水润弹性的肌肤再合适不过。

胶原蛋白除了可以促进血液循环、帮助皮肤实现光滑洁净外，还有强筋健骨的功效，是抗老化必不可少的营养成分。中医认为，"肾"与骨骼、头发的健康息息相关，平时也可多吃有养肾作用的黑色食材，如黑豆、黑芝麻、黑米、核桃、桑葚、栗子、海参等等。

✚ 黑豆饭

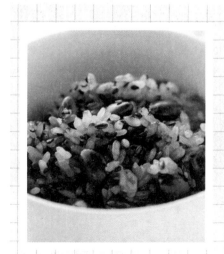

补肾的黑色食材防老化

[材料] 2人份	[做法]
黑米…1大匙	①将黑豆洗净，加水泡一晚；
黑豆…1大匙	
黑芝麻…1大匙	②将大米与泡好的黑豆一起淘洗后放置1小时；
大米…1量杯（180mL）	
盐…1小匙	③将大米、黑豆放入电饭煲，加入泡过黑豆的水至1量杯刻线处；放入盐、酒、黑芝麻，开始煮饭。
酒…1大匙	

缓解压力

黄花菜莲子汤

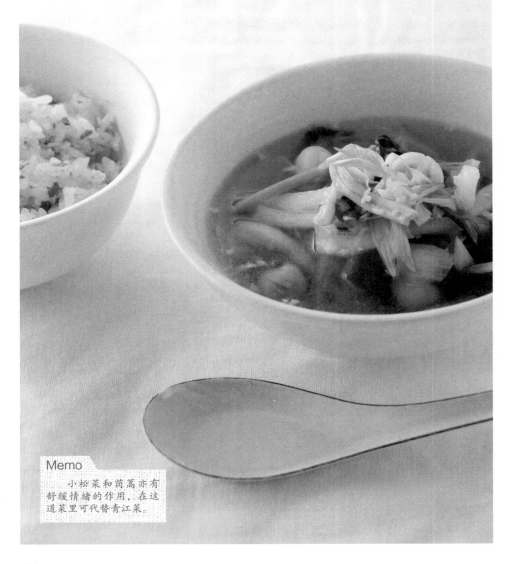

Memo
小松菜和茼蒿亦有
舒缓情绪的作用，在这
道菜里可代替青江菜。

材料（2人份）

莲子…10g
黄花菜…10g
香油…半匙
大蒜…10g
青江菜…1颗
大葱…1/4根
水…4杯
酱油…2大匙
胡椒…适量

做法

①先将莲子泡一晚；
②将黄花菜泡软，切成5cm的长段；
③炖锅里加入泡好的莲子和适量的水，用小火煮30分钟左右至莲子变软，关火前放入黄花菜；
④将青江菜的茎叶分开，菜叶斜切，菜茎竖切，葱蒜切碎；
⑤将平底锅热匀，倒上香油，用小火将蒜炒出香味后，放入青江菜的菜茎，迅速翻炒；
⑥把步骤⑤的青江菜倒入步骤③的锅里继续煮；
⑦开锅后放入葱末和青江菜叶，加酱油和胡椒调味。

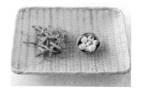

莲子与黄花菜是药膳中的常用食材，两者都有消肿作用。

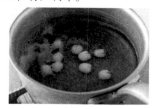

莲子一定要提前浸泡一晚，以收到软糯的效果。

日常生活中的各种压力容易让人情绪焦躁、心神不安，这时不妨试试黄花菜莲子汤。

莲子有养心功效，可帮助稳定情绪，对减轻失眠也有较好效果。黄花菜能缓解郁闷心情，因而又叫"忘忧草"。青江菜也有调畅气机、镇静安神的作用。

另外，黄花菜所含的铁分是菠菜的20倍，营养丰富，有健脾补血、安神利尿的效果，对贫血、神经衰弱、心烦不眠有效。

✚ 紫苏鱼干饭

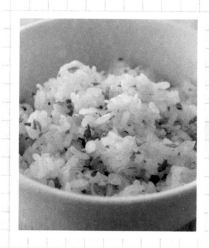

调畅气机的紫苏搭配钙含量丰富的鱼干

[材料]2人份	[做法]
米饭…2碗 绿紫苏…3片 黄鱼干…10g 白芝麻…1大匙 盐…1/4小匙	①将绿紫苏切碎； ②将绿紫苏、黄鱼干、白芝麻、盐撒在煮好的米饭上，搅拌均匀即可食用。 ※可根据个人口味淋上适量香油和酱油。

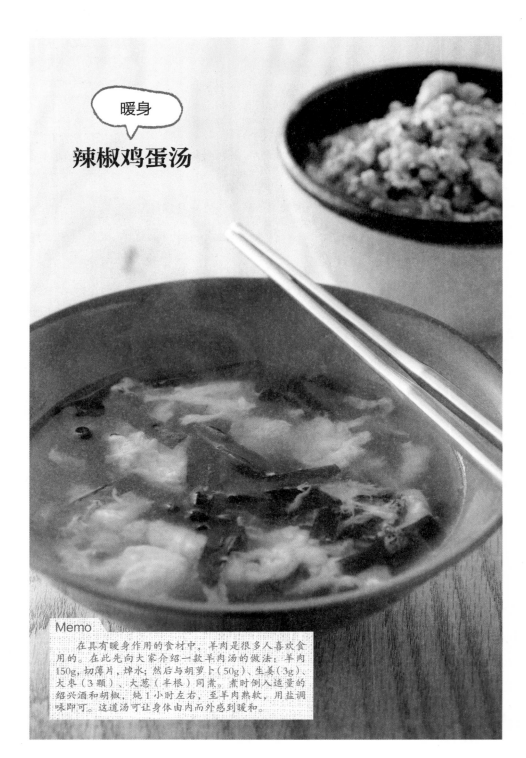

暖身

辣椒鸡蛋汤

Memo

在具有暖身作用的食材中，羊肉是很多人喜欢食用的。在此先向大家介绍一款羊肉汤的做法：羊肉150g，切薄片，焯水；然后与胡萝卜（50g）、生姜（3g）、大枣（3颗）、大葱（半根）同煮。煮时倒入适量的绍兴酒和胡椒，炖1小时左右，至羊肉熟软，用盐调味即可。这道汤可让身体由内而外感到暖和。

材料（2人份）

辣椒…1~2 个
韭菜…少量
鸡蛋…1 个
清汤…600mL
A | 盐…半小匙
　　酱油…1 小匙
　　香油…1 小匙

做法

① 将韭菜切成 2~3cm 的小段，辣椒竖着切成几片；

② 清汤入锅煮沸后，放入辣椒、韭菜和 A 调料；

③ 韭菜入锅煮后可去苦味，把搅好的鸡蛋以画圈的方式淋入锅中，关火。

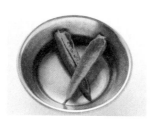

将辣椒种去掉可减轻辣味。怕辣的朋友可以在做汤时不放辣椒，之后根据个人口味加适量的辣椒粉。

很多女性朋友为寒证所困扰，经常出现经行不畅、脸色差、肩膀酸痛等不适。

辣椒和韭菜都是具有明显暖身功效的食材，能够帮助改善体寒引起的浑身乏力、关节疼痛等问题，还可以温暖肠胃，增强消化吸收功能。

但要注意的是，辣椒的刺激性较强，因此不宜过多食用。孕妇更应减少食用。

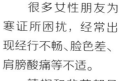

第五章

饮食养生

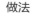 生姜鸡肉饭

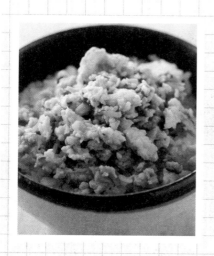

生姜搭配鸡肉末让身体暖和起来

[材料] 2 人份

鸡肉末…100g
香菇…2 个
生姜…10g
香油…适量
A | 砂糖…1 大匙
　　酱油…1 大匙
　　酒…1 大匙

[做法]

① 将香菇、生姜切碎；

② 将香油和生姜放入锅中轻炒；

③ 依次将鸡肉末、香菇（注意按此顺序）加到步骤② 中的锅里翻炒；

④ 鸡肉末变色后，放入调好的 A 佐料，炒至水分收干。

⑤ 出锅，浇到米饭上。

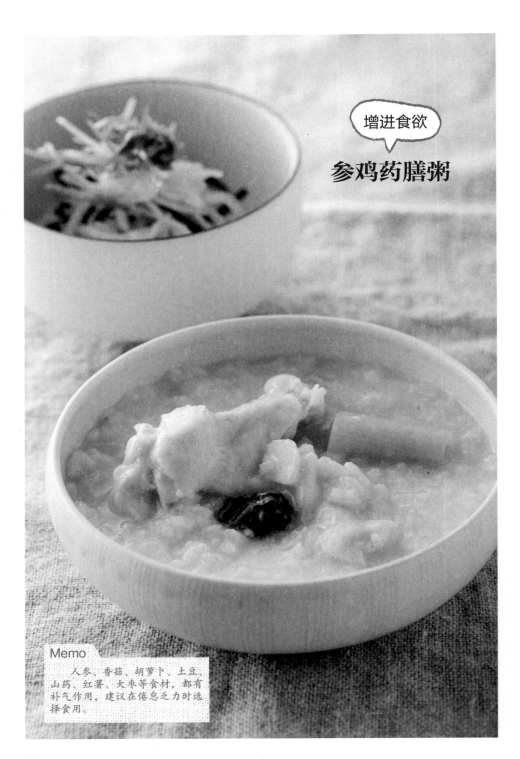

增进食欲

参鸡药膳粥

Memo
　　人参、香菇、胡萝卜、土豆、山药、红薯、大枣等食材，都有补气作用，建议在倦怠乏力时选择食用。

材料（2人份）

杂粮…1量杯（180mL）

大枣…2颗

人参…4~5片

鸡翅根…4只

生姜…15g

大葱…1根

大蒜…20g

盐和酱油…少量

做法

① 将生姜切薄片，大葱切段；

② 将杂粮、大枣、人参、鸡翅根、生姜、大葱、大蒜放入锅中，加水没过材料；

③ 开大火煮至开锅后再用小火炖1小时左右；

④ 可根据个人口味加适量的盐和酱油。

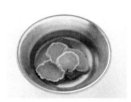

人参片在市面上有售，买不到的情况下可以不加，但大枣一定不能少。

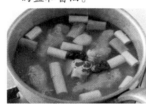

加水时最开始以没过材料为宜，煮至水量不足时可再倒入适量热水。

肠胃功能下降容易影响食欲，引起消化不良，会逐渐使人失去活力。这时，推荐大家食用大枣和人参。它们能够补充人体元气，有健脾功效，可改善肠胃功能。这份菜谱中用到的生姜、鸡翅根、大葱、大蒜等也是助益肠胃的食材。

另外，煮粥时最好使用大米加杂粮。杂粮含丰富的矿物质，比大米效果更好，尤其混合了10种杂粮的十谷米。当然，大家可以根据自己的喜好选择添加适合自己的杂粮。

✚ 凉拌黄瓜萝卜

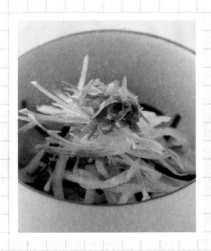

萝卜和绿紫苏有健脾、促消化的功效，蘘荷能够增进食欲

[材料]2人份		做法
黄瓜…1根		①将黄瓜、萝卜切丝，生姜去皮、切细丝，蘘荷竖切两半后切成斜片，绿紫苏竖切两半后切丝；
萝卜…2cm厚块		
生姜…15g		
绿紫苏…2片		
蘘荷…1个		
盐…少许		②将黄瓜、萝卜、生姜用盐揉匀腌一会儿；
A	酱油…1小匙	③将步骤②腌好的食材与绿紫苏、蘘荷一起盛入碗中，将A调匀后浇在上面。
	香油…1小匙	
	醋…1小匙	

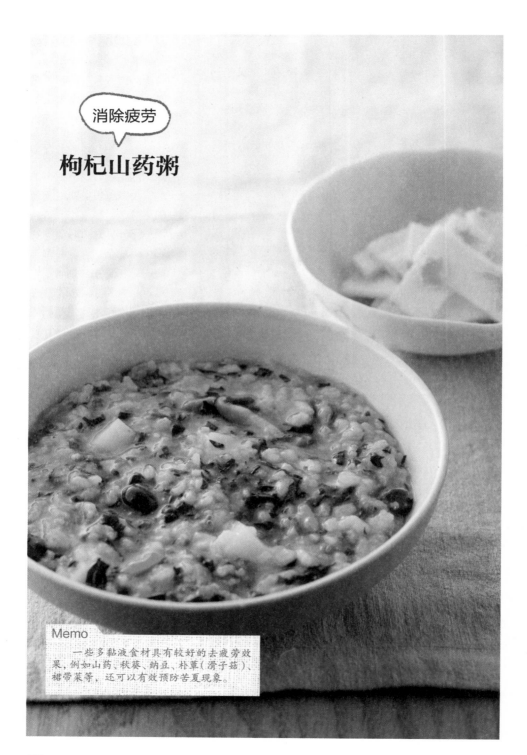

消除疲劳

枸杞山药粥

Memo

一些多黏液食材具有较好的去疲劳效果，例如山药、秋葵、纳豆、朴蕈（滑子菇）、裙带菜等，还可以有效预防苦夏现象。

材料（2人份）

山药…50g

枸杞…10g

杂粮…1量杯（180mL）

黑豆…15g

干香菇…2个

菠菜…适量

香油…数滴

盐…适量

胡椒…少许

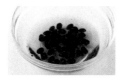

泡黑豆的水不要浪费，有益肾作用。

做法

①将杂粮淘洗后放置1小时，黑豆泡1小时；

②将山药去皮、切丁（约1.5cm长），干香菇泡软后切片；

③将菠菜焯水；

④泡黑豆的水和清水共1L，倒入锅里，烧至开锅，加入步骤①食材；再开锅后改成小火，滴上香油，盖上锅盖，煮20分钟；

⑤将步骤②食材和枸杞入锅，加盐和胡椒调味，再煮20分钟；

⑥将菠菜切碎入锅，关火，焖10分钟。

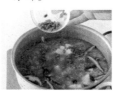

枸杞可有效缓解眼疲劳。

中医认为，肾为人体贮藏能量，若肾功能减弱，会引起腰腿乏力、易疲劳等问题。这时，可以多吃补肾食材。

山药、枸杞是为人熟知的补肾滋养食材；黑豆亦能调补肾气，促进体内血及水循环，滋阴润燥；香菇有补气作用，鲜香菇的效果更佳；适当加些菠菜，有助于提升补血效果。

＋ **梅子山药**

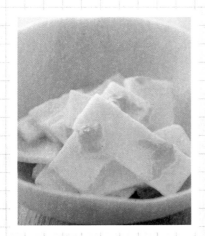

山药和梅子是消除疲劳、滋补强壮的绝妙组合

[材料]2人份

山药…7cm

梅干…1~2个

梅子醋…适量

[做法]

①将山药切成细长条，梅干去核，用刀拍平；

②将山药、梅干合在一起，拌至适宜的黏度；

③根据个人喜好，酌加梅子醋。

※ 如果感觉酸味过重，可以加入少量味淋。

自制养生茶

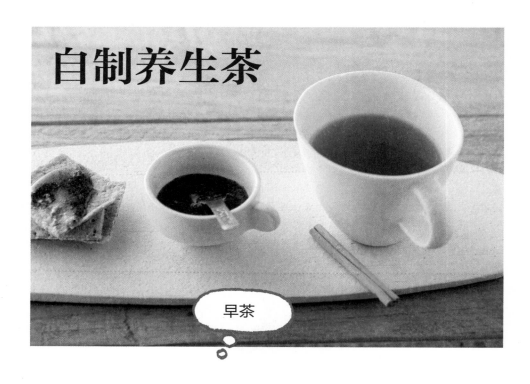

早茶

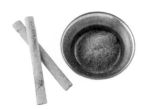

肉桂红茶

茶点

蜂蜜干果

  早饭宜吃补充能量的食物，可将核桃仁、松子、黑芝麻各1小匙放进搅拌机里打碎或用研钵研碎，再加1大匙蜂蜜搅拌后食用，也可以涂在饼干或面包上。另外，市面上卖的焦糖核桃也有为身体补充能量的作用。

做法

  将红茶和少量肉桂粉一起冲泡，或用肉桂棒搅拌红茶。

  早上为了"叫醒"沉睡的身体，最好喝有暖身作用的茶。肉桂不仅能温暖身体，还有助于改善肠胃功能，最适合在食欲不振的早晨饮用。根据个人喜好可加些蜂蜜或枫糖浆，这两者也有利于调理肠胃。

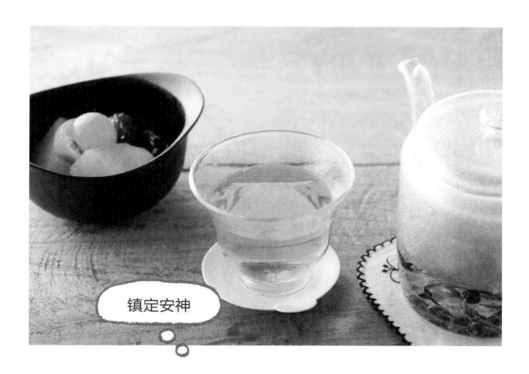

镇定安神

茉莉蔷薇茶

茶点

橘枣蜜饯

　　金橘的香气和大枣有安神作用。取1个苹果，削皮，切成2cm厚的小块。将切好的苹果块、10个大枣、2大匙蜂蜜和半小匙朗姆酒放入锅中，加水（刚刚没过食材即可）煮30分钟左右，水分煮干后盛出。然后将1个用蜂蜜浸过的金橘切两半后放在上面。

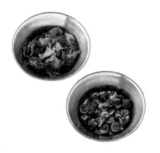

做法

　　茉莉龙珠茶 2g，蔷薇花 0.5g，莲子 1 个，放入壶中，用 250mL 开水冲泡 3 分钟。

　　茉莉龙珠茶镇静安神，可帮助我们放松身心。和有宁神功效的莲子、蔷薇花制成清香的茉莉蔷薇茶，有很好的消除疲劳的功效。

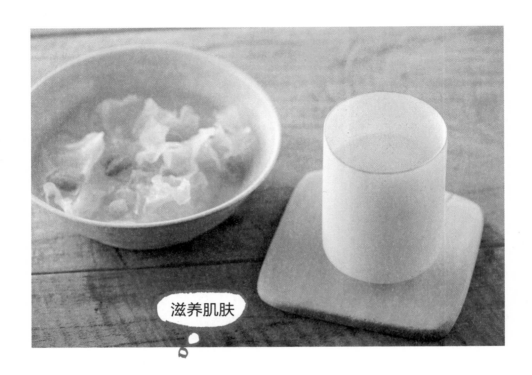

滋养肌肤

薏米茶

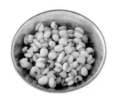

做法

　　将薏米仁（薏米去皮）10g，用300~400mL的开水煮15分钟。

　　薏米仁健脾祛湿，可改善体内水循环，调理肠胃，对去痘、去疣以及消除浮肿有较好效果，使肌肤润滑有光泽。

※ 译者注：三温糖是用制造白糖后的糖液所制，制作过程中要把糖蜜多次加热，其名称由此而来；其色泽偏黄，甜味比白糖重，多用于日本料理。

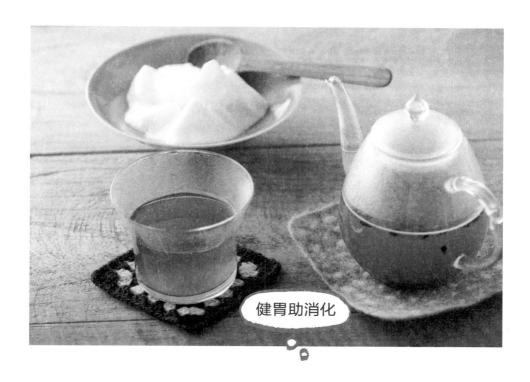

健胃助消化

山楂普洱茶

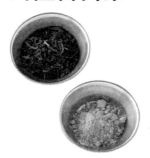

做法

    茶壶里放 2.5g 普洱茶，用热水冲泡一下迅速将水倒出；再加入 0.5g 山楂和 250~300mL 开水，泡大约 1 分钟。

    将具有消解脂肪作用的普洱茶与助消化的山楂组合在一起，能够改善消化不良，提高胃动力。同时，温和醇正的茶香也有助于放松心情。

茶点

苹果酸奶

    当吃太多食物导致消化不良时，推荐这款制作简单的苹果酸奶。它还有助于解决便秘，因此可以养成早上吃的习惯。取 1 个苹果，削皮，切成适当大小，与 200g 酸奶搅拌后食用。另外，苹果还具有消散体热的功效。

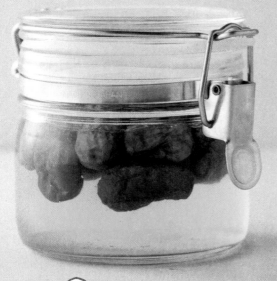

应季药酒

春季

大枣酒

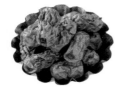

药酒 Point ① 饮用药酒的注意事项

作为餐中或睡前酒饮用时，以 1 小杯的量为宜。想增加甜味，可放些蜂蜜、三温糖、焦糖等。

做法

在 350mL 白葡萄酒里放 15 颗大枣，泡 1 周左右。

应季果实酒

草莓酒

草莓酒含有丰富的维生素 C，具美肤效果。在 300mL 烧酒里加 150g 草莓、半个柠檬和 25g 冰糖，浸泡两周左右即可饮用。还可以在红茶里加少量草莓酒饮用。

这款酒微甜，有浓浓的大枣风味。在阳气开发的春天，人们容易情绪不稳定，这时最好饮用有安神功效的大枣酒，它还能有效改善失眠症状。

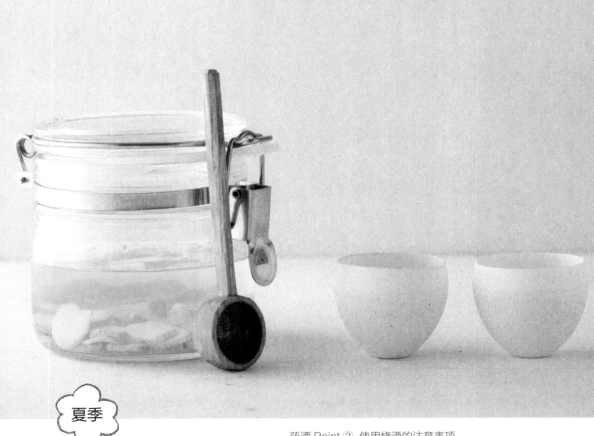

夏季

人参酒

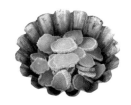

做法

在 360mL 烧酒里加入 25g 人参片，浸泡 1 个月。

药酒 Point ② 使用烧酒的注意事项

泡含水分较多的材料时，使用酒精度为 35 度的烧酒；浸泡干货时用 25 度的烧酒。

应季果实酒

梅子酒

青梅有杀菌作用，有助于调理肠胃。在 1.8L 烧酒里放入 1kg 青梅和 500g 冰糖，浸泡两个月后即可饮用。用白兰地浸泡的话，可以用蜂蜜或焦糖代替冰糖，能使口感更柔和。

人参酒适合体力下降、容易疲劳的人群。它有补充元气、调理肠胃、稳定情绪的作用。有些女性朋友对人参酒的效力可能不太适应，可以如法制作黑豆酒、桑葚酒饮用。

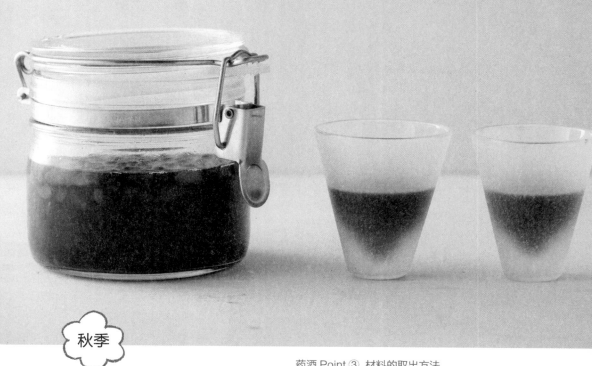

枸杞酒

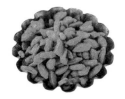

做法

在 350mL 红葡萄酒里加入 30g 枸杞, 浸泡 1 个月左右。

药酒 Point ③ 材料的取出方法

食材浸泡的时间不宜过长, 最好按时取出。体积较大的食材可用笊篱或茶叶篦子滤出, 较小的可借助咖啡过滤器。

应季果实酒

木瓜酒

木瓜润嗓, 适宜在感冒多发的秋冬季节食用。取木瓜 1 个, 切成薄片, 放入 720mL 的烧酒里, 再加 100g 蜂蜜, 浸泡 1~2 个月。

枸杞酒带有枸杞淡淡的香甜, 具有明目效果, 在干燥的秋季能够滋阴润燥, 还有利于补血以及缓解疲劳。用酒泡过的枸杞可以用作菜品的辅料。

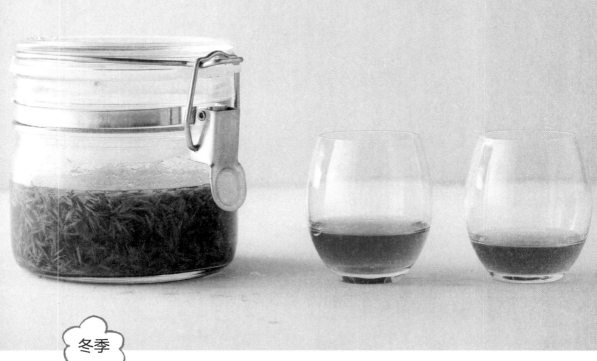

红花酒

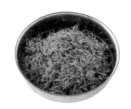

做法

在 500mL 烧酒里加入 10g 红花，浸泡两个月。

药酒 Point ④ 药酒的贮存

药酒宜贮存在温度变化不大的阴凉处，室温以 10～15℃为好。药酒不能与有刺激性气味的物品混放，否则容易变质、变味。容器要贴上标签，写明药酒的信息，以免误用错饮。

应季果实酒

香橙酒

香橙酒有调畅气机、改善肠胃功能的作用，对解决食欲减退、宿醉等问题有较好效果。同时，它还能够止咳祛痰。取 300g 香橙切成圆薄片，放入 720mL 烧酒中，浸泡两个月。

红花有改善血液循环和暖身的作用，做成的红花酒有助于减轻痛经及更年期症状，但要注意孕妇不能饮用。用酒泡过的红花可用作菜品的点缀。

轻松按压！

"穴位按摩板"的使用方法

"**穴位按摩板**"携带方便，使用简单！放在口袋或钱包里，随时可以用。和用手按压不一样，这种刺激很舒服。一定要试试啊。

这样按！

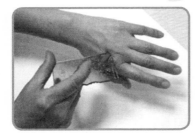

治疗落枕！
落枕穴
（手背向上，沿着食指和中指指骨交叉的地方，向指端方向推约 1 横指宽处取穴。）

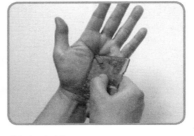

养心安神！
劳宫穴
（握拳屈指时，于中指和无名指端之间的掌心处取穴。）

刺激手指时用侧面的凹槽。

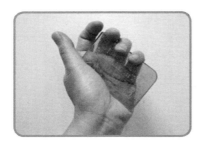

消除疲劳！
肾穴
（掌心向上，于小指第一关节的正中央处取穴。）